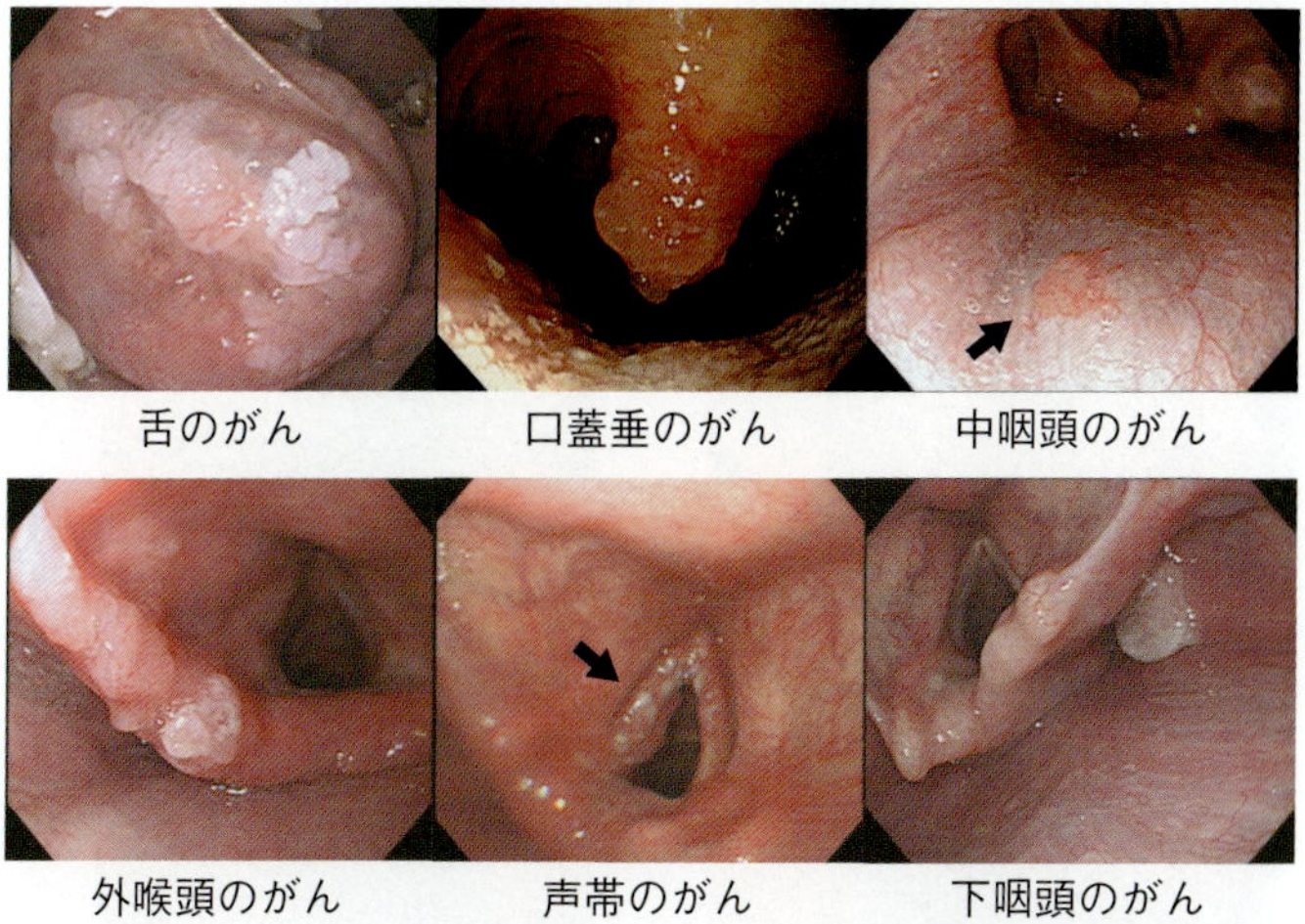

写真２－１　消化器内視鏡検診でみつかる頭頸部の早期がん

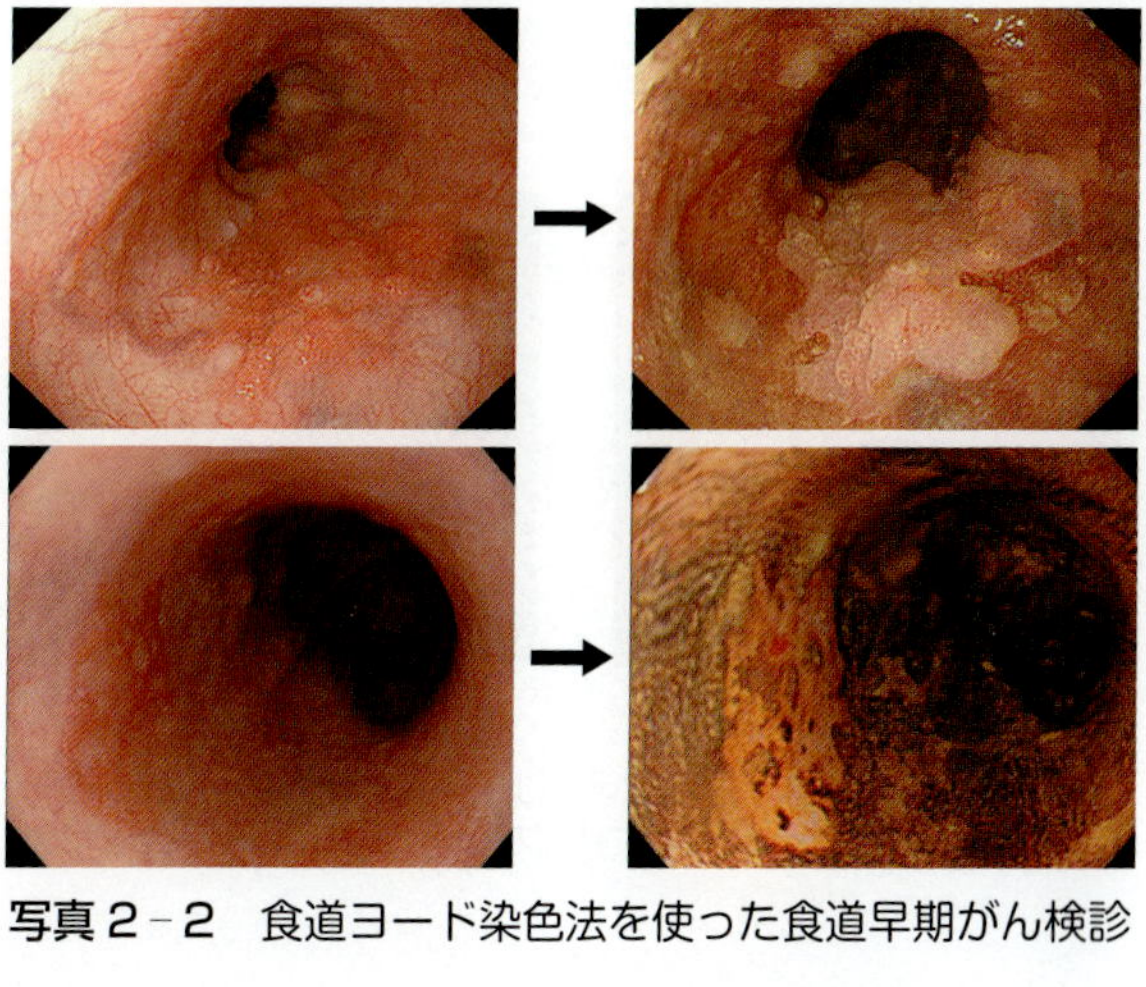

写真２－２　食道ヨード染色法を使った食道早期がん検診

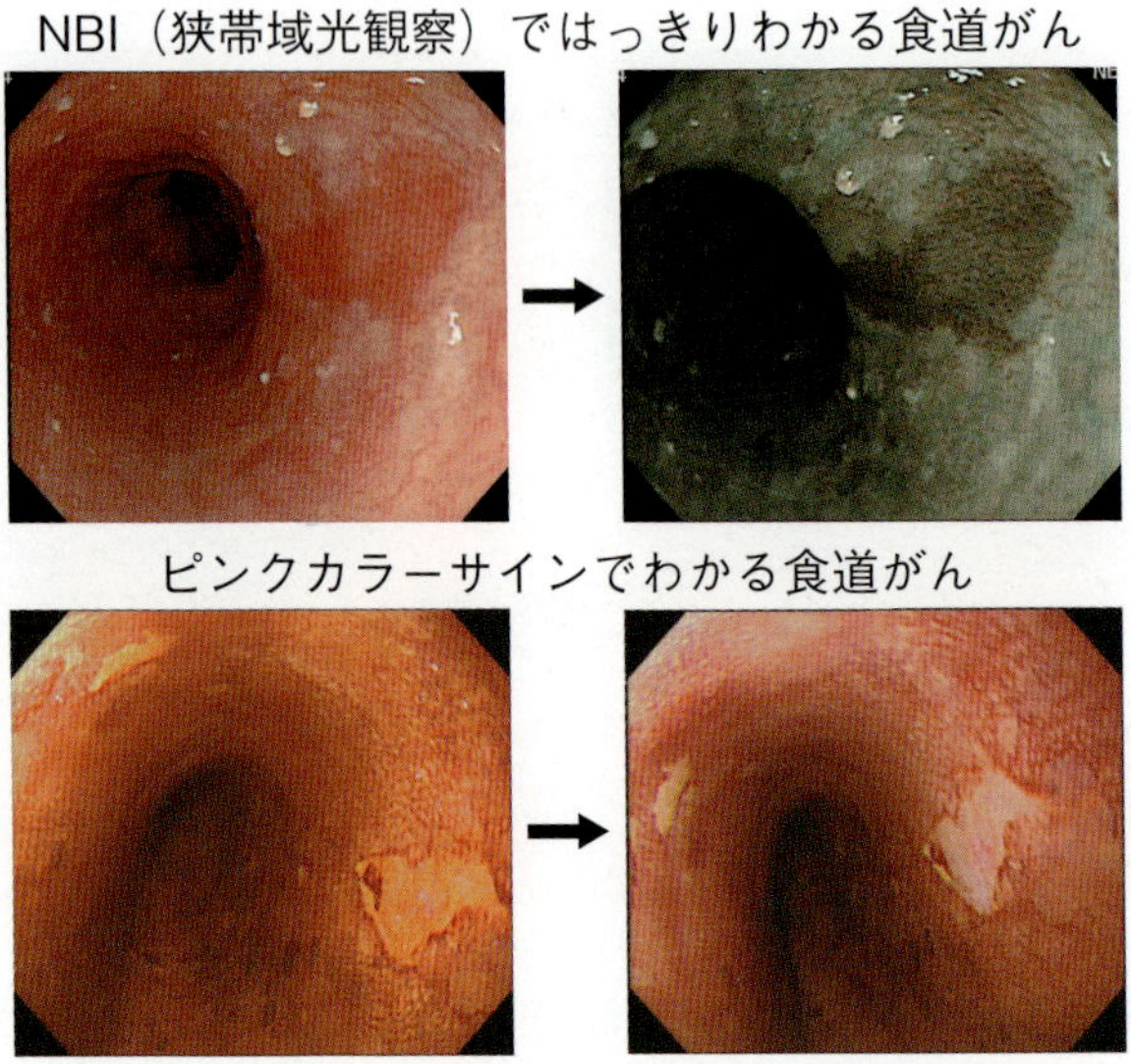

NBI（狭帯域光観察）ではっきりわかる食道がん
ピンクカラーサインでわかる食道がん

写真２－３　NBI（狭帯域光観察）とピンクカラーサイン

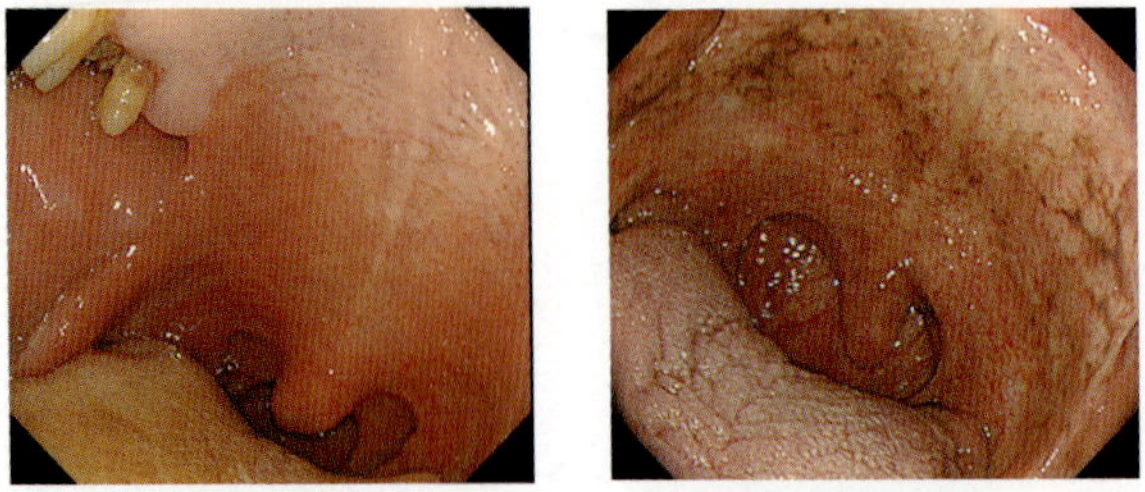

シミなし　　　シミあり

写真５－１　軟口蓋のシミ（メラノーシス）があると
食道がんのリスクが高い

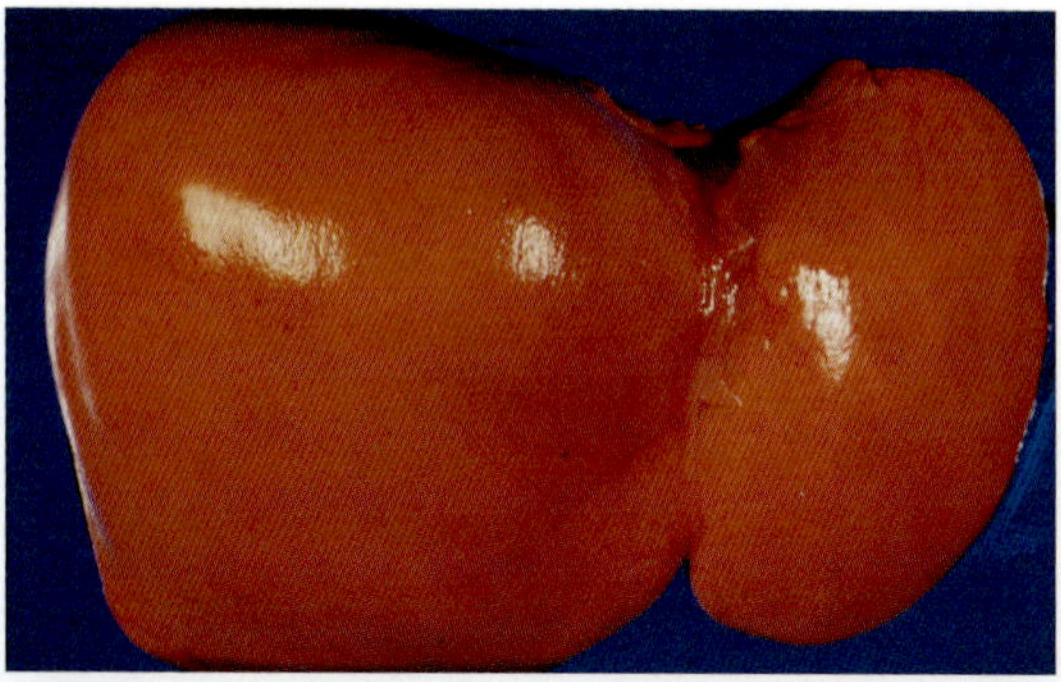

写真 10－1　急病死したアルコール依存症患者の肝臓

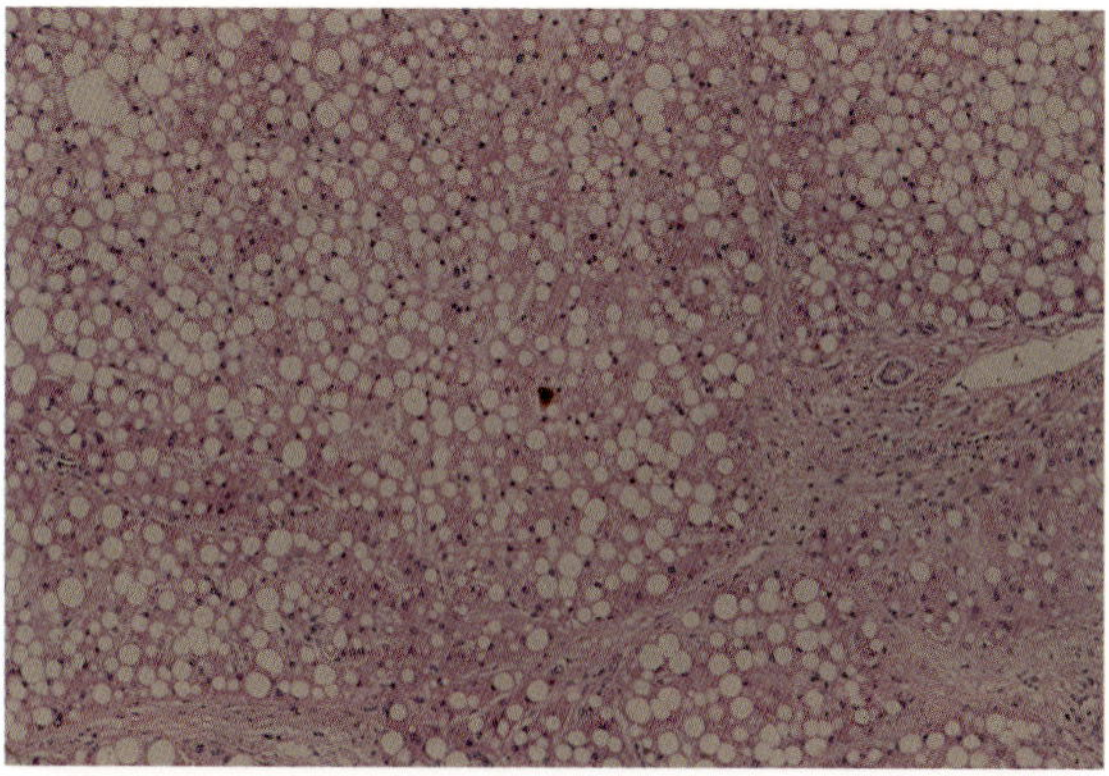

写真 10－2　泡のように見える一つ一つが中性脂肪をため込んだ肝細胞

はじめに

私はアルコール依存症の専門病棟を日本で最初に始めた久里浜医療センターで依存症専門の内科医をしています。

私がこの道に入ったきっかけは偶然によるものでした。私が慶應義塾大学病院で内科研修医を始めた1985年に、国立療養所久里浜病院が卒後3年目の内科医の出張先に指定されました。研修医34人でくじを引いて、順番に出張病院を選ぶのですが、私は34番くじを引きました。そして残っていたのが精神科主体の病院で、アルコール依存症をやっているということで、そのときはさすがにショックでした。

アルコール離脱期病棟での初日の印象を覚えています。離脱症状（禁断症状）の出ている患者さんがバランスがとれずに、足を広げてフラフラ大股で歩いている姿を見て、当時流行っていた映画のゾンビみたいだなと思いました。

一番若い内科医なので、すべての病棟を御用聞きのようにまわるのも大事な仕事でした。いろんな回復期の病棟もまわって、先輩医師や看護師さんたちに触発されて、３カ月の入院断酒のあいだに、患者さんがみるみる元気に回復していく姿もみて、赴任して半年もたつと、こんな面白いやりがいのある仕事はないと思うようになりました。

最初の任期は2年で、大学病院の消化器内科に帰局して、石井《いしい》裕正《ひろまさ》先生のアルコール研究グループに加えていただきました。客員研究員として久里浜病院で研究は続けていて、１９９２年に今度は希望して再赴任しました。その後、国立病院機構の久里浜アルコール症センター、久里浜医療センターと名称が変わりましたが、かれこれ30年間、ここでアルコール依存症の臨床と研究を続けています。

１９９５年にある遺伝的体質をもつ人の飲酒が食道がんの危険を高めることを初めて報告しました。２００７年のＷＨＯの飲酒とがんに関する評価会議に参加して、この話には多くの証拠があると結論づけられました。

２０００年から厚労省の研究班の主任研究者を務めたことが研究の飛躍につながりました。２つの遺伝的体質の組み合わせが、飲酒のリスクを増し、食道だけでなく、のども含めて複数のがんをできやすくしていたのです。

わかりやすく言うと、どんな体質の人ががんになりやすいのでしょうか。これからこの本で詳しく説明します。この遺伝的体質の違いは、がんだけでなく、アルコール依存症、ビール腹、肝臓、血圧、痛風、貧血、糖尿病など、たくさんの酒飲みの運命を左右します。

私がこの本を書いたのは、自分の遺伝的なタイプを知ることの意味を、多くの人に知ってもらいたいからです。現状では、情報だけあって、だれも知らないという状況です。本格的な酒飲みになってから知っても、遅すぎるということはありません。

飲酒のコマーシャルに代表されるように、世の中には、アルコールのプラス面のメッセージがあふれかえっているので、この本ではアルコールのプラス面には触れていません。プラス面がある一方で、ひとたびアルコールで問題が発生すると、本人だけでなく、家族、友人、職場の仲間も巻き込んでいきます。飲む人も飲まない人も、飲酒について正しい知識を持っていれば、危険な飲酒にならないように予防やアドバイスができます。

この本は、びっくり話が満載ですが、知っていれば、がんの予防をはじめ、アルコール依存症など、アルコール関連問題の大きな部分を予防したり、変えたりできるということに納得していただけると思います。自分の体質を知っていれば、お酒にまつわるさまざまな運命を変えられるはずです。

この本が、危険なお酒の予防と、お酒をながく楽しめるように、少しでも役立てばと願っています。

2017年1月

横山　顕

目次

第1章

アルコールとがんの深い関係

アルコール飲料でがんになる

ＷＨＯ（世界保健機関）の国際がん研究機関（ＩＡＲＣ：International Agency for Research on Cancer）は、アルコールの最初の代謝産物であるアセトアルデヒドを動物に吸入させるとのどや鼻にがんができるので、１９８５年に**アセトアルデヒドが動物の発がん物質**であるという見解を発表しました。

次いで、１９８８年には、**アルコール飲料にはヒトへの発がん性の十分な証拠がある。**アルコール飲料に発がん性があることに間違いはないという報告をしました。これは、タバコと同じような時期の発表でした。タバコの場合は、受動喫煙で他人の肺がんに関係するということもあり社会的に大きな反響がありましたが、アルコールに関して同じようなことがいわれていても、知らない人もかなりいるのではないでしょうか。

次いで、２００７年には、**アルコール飲料中のエタノールに発がん性がある**という報告を出しました。エタノールはアルコールの正式名称です。この会議には、私も呼ばれ、フランスのリオンにあるＩＡＲＣの本部に行きました。会議では、実はアセトアルデヒドにヒトへの発がん性があるという見解を決議しようとしていました。しかし、中国系の研究者が中国にはそんな証拠がないということで採決に反対し、採決を見送る決議になってしまいました。報告書の作成など多くの労力を費やしましたので、非常にがっかりしました。

WHOの国際がん研究機関の見解

1985年　アセトアルデヒド
——実験動物に発がん性がある。（発がん性の分類グループ2B）
1988年　アルコール飲料
——ヒトへの発がん性がある。（グループ1）
2007年　アルコール飲料中のエタノール
——ヒトへの発がん性がある。（グループ1）
2009年　アルコール飲料に関連するアセトアルデヒド
——ヒトへの発がん性がある。（グループ1）

微量のアセトアルデヒドはヨーグルトの風味

ただし、この会議ではアルデヒド脱水素酵素（26ページ参照）が弱い人が発がんするということについては、これは確実だという報告書が作成されました。２００７年のＷＨＯ、ＩＡＲＣの見解として、

「アルデヒド脱水素酵素欠損者における非常に多くの発がん機序に関する証拠は、アルコール飲料のエタノール代謝から発生するアセトアルデヒドが、食道がんの原因に寄与することを示している」

ということが、著名な学術誌である『Lancet Oncology』に発表されました。[2] この内容については、後ほど詳しく説明していきます。

ＷＨＯでは、当然、アセトアルデヒドの発がん性は間違いないと思っていましたので、すぐに会議をやり直して、２００９年に、

「**アルコール飲料に関連するアセトアルデヒドに、ヒトへの発がん性の十分な証拠がある**」

ということを決議しました。[18]

ここで、「**アルコール飲料に関連するアセトアルデヒド**」という言葉が使われています。**アセトアルデヒドには、ごく微量だとフルーティーな香りがあります。ヨーグルトが作られるときにも自然に発生し、ヨーグルトの風味には欠かせません。**お菓子の添加物としても使われます。もちろん、ヨーグルトを食べていると、がんになるという話はありません。そのようなフルーティーな風味を出すごく微量のアセトアルデヒドに関しての話ではないということで、「アルコール飲料に関連するアセトアルデヒド」という表現になっているのです。

また、「アルコール飲料中のエタノールに発がん性がある」という報告も、同じように、消毒用アルコールに発がん性があるわけではないので、このような表現になっています。

アルコール飲料そのものにもアセトアルデヒドが

アセトアルデヒドには強力な毒性があります。アルコールを飲むと、肝臓で分解され、アセトアルデヒドになるということはよく知られています。

しかし、アセトアルデヒドは肝臓で作られるだけでなく、唾液《だえき》や腸液中のアルコールから口腔《こうくう》内や腸管内の細菌によって作られるものもあります。さらに、**アルコール飲料そのものにもすごくアセトアルデヒドは含まれている**（**表1－1**参照）のです。

飲料中のアセトアルデヒド濃度は、マイクロモル（μM）という単位で表されます。遺伝子に傷をつける濃度では**50マイクロモルから危ない**といわれています。

お酒に強い赤くならない人の血液中のアセトアルデヒド濃度は数マイクロモルにしかなりません。

ところが、製造元によってばらつきがありますが、ビールなら、100～200マイクロモル。日本酒・ワインならば700マイクロモル。焼酎・ウイスキーは、1000マイクロモルというのがアセトアルデヒド濃度の平均値です。[24,36]

表1－1　アルコール飲料中のアセトアルデヒド

アルコール飲料	飲料中のアセトアルデヒド濃度
ビール	100 ～ 200 μM
日本酒 ワイン	平均 700 μM
焼酎 ウイスキー	平均 1000 μM
ウオッカ	平均 60 μM
カルバドス	平均 1800 μM，最大 4000 μM
シェリー，ポートワイン	平均 3500 μM，最大 14000 μM

文献24（Lachenmeier ほか，2008），文献36（Miyake ほか，1993）をもとに作成

フランスのノルマンディー地方でつくられるリンゴを原料とする蒸留酒に、カルバドスというアップル・ブランデーがあります。その上品な名前からは想像もつきませんが、このアセトアルデヒド濃度は、平均1800マイクロモル、最大で4000マイクロモルにもなります。ノルマンディー地方はフランス国内でも食道がんが多い地方ですが、カルバドスの影響が疑われています。さらにすごいのがシェリー酒やポートワインで、平均3500マイクロモル、**最大で14000マイクロモルのアセトアルデヒド**が入ったものもあります。一方、ウオッカは平均で60マイクロモルとビールより低濃度のものが多いようです。

ヨーグルトのフルーティーな風味と同様に、ウイスキーなどの風味にもなっています。添加するのではなく製造過程で自然にできてしまうものですが、重要な香りの

要素として欠かすことができません。ですから、がんのリスクを抑えるためには、アセトアルデヒド濃度が高い**ウイスキーなども薄めて飲むほうが理屈上は安全**ではないかと思います。

飲酒が原因でなる意外ながんとは

WHOでは、アルコール飲料が原因となるがんとして、次のものを特定しています。

口腔がん・咽頭《いんとう》がん・喉頭《こうとう》がん
食道がん・肝臓がん
大腸がん・女性の乳がん

口腔がん・咽頭がん・喉頭がん・食道がん・肝臓がんは1988年から間違いないと評価されていました。なんとなくわかりますよね。**アルコールが直接それらの臓器にしみ渡りますし**、アルコールを飲み過ぎれば肝臓は壊れます。

その後、わかってきたのが、大腸がんと女性の乳がんです。大腸なんていうと、そんなところまでアルコールが届くのかという感じがします。まして、乳がんに関係するというと不思議な気もします。

肝臓がんはウイルス性肝硬変からの発生が多い

肝臓がんは、アルコール依存症の治療を行っている久里浜医療センターでは稀にしかみられません。というのは、肝臓がんは、主にC型肝炎ウイルスやB型肝炎ウイルスの感染者で肝硬変《かんこうへん》になると出てくるからです。「アルコール性肝硬変とC型ウイルス性肝硬変からの肝臓がんの発生率」の研究結果では、10年間の経過をみると、C型ウイルス性肝硬変の半分以上の人が発がんしてきます[52]。

しかし、アルコールによる肝硬変ではそんなに発がんしません。10年で10人に1人くらいの割合です。年月が経って生きているアルコール性肝硬変の人というのは、お酒をやめた人たちです。お酒をやめると肝硬変からでも肝臓は再生します。そこからは、さらに発がんしにくくなるのです。

アルコールとタバコは掛け算の関係で発がんリスクを上げる

愛知県がんセンターで行われた「下咽頭・食道がんのリスクと飲酒・喫煙習慣」の調査では、お酒もタバコもやらない人を1とすると、お酒を飲んでいなくても、30 pack-years（次ページの囲み参照）以上の喫煙をしていると、リスクは4倍になります。[49] **1日あたり日本酒換算1・5合以上の飲酒なら、タバコを吸っていなくてもリスクは8倍、タバコを吸っている場合は30倍**にも跳ね上がります。多くの研究結果から、アルコールとタバコは掛け算の関係で発がんリスクを上げていくことは間違いありません。

フィンランドで行われた研究では、お酒を飲んで1本タバコを吸うと、唾液中のアセトアルデヒド濃度が瞬間的に400マイクロモルまで上がり、吸うのをやめるとすぐ下がりました。[46]

タバコの煙には60種類の発がん物質が入っています。タバコの中の発がん物質で、含有量が1番多いのがタールで、2番目はホルムアルデヒド。3番目がアセトアルデヒドです。

しかし、アセトアルデヒドは沸点が低いので、口の中に入ると、一瞬で蒸発してしまいます。

ですから、この瞬間的なスパイク状の高いアセトアルデヒド濃度が、どれだけ発がんに影響するのかはわかりません。

pack-years

pack-years（パックイヤーズ）は、生涯喫煙量を示す国際的な指標です。「1日のタバコの本数÷20×年数」すなわち「1日のタバコの箱数×年数」で計算します。毎日40本を10年間吸っていたら、

40本÷20×10年＝20 pack-years

となります。30以上になると肺がんなどのタバコ病のリスクが特に高くなります。

お酒を飲む人は55歳を超えたら一度は大腸検診を

お酒を飲むと、大腸がんになるリスクが上がるということも、日本と欧米の研究結果から出て

います。飲酒量に比例してリスクは上がっていきます。

日本人の場合、**毎日500ミリリットルのビール3缶に相当する量を飲んでいると、飲まない人と比較して大腸がんのリスクは2倍**になります[37]。

ちなみに、欧米人は1・5倍までしか上がりません。日本人はなぜアルコールで大腸がんになりやすいのかというのは、まったくわかっていません。普通に考えると、アルデヒド分解酵素の人種差ではないかと思いますが、これはあまり関係ないようです。

大腸がんは便の潜血反応で調べることができます。検便を2回やって、1回でも引っかかったら、通知がきて精密検査を受けてくださいという話になります。その便潜血が陽性の人からだいたいどのくらいがんが見つかるかというと2%、50人に1人です。

ところが、アルコール依存症の患者さんでは、検便で潜血反応が陽性だと10%くらいの人が大腸がんをもっていて、検便に引っかからなかった人でも、普通の人が検便陽性で大腸がんが見つかる率に相当する2%に大腸がんが見つかります[38]。

お酒をたくさん飲む人は、検便で潜血反応陽性なら絶対検査を受けにいくべきです。検便陰性でも55歳を超したら1回は検診を受けたほうがいいと思います。

大腸がんはすごく大勢の人がなるがんですから、お酒を飲む総量を控えることによって、大勢の人の大腸がんになる運命を変えることができるといえます。

ワイン1杯で乳がんのリスクが7％増える

飲酒と乳がんに関しては多くの研究成果があり、飲酒によるリスクの上昇を示しています。[18] **飲酒量10グラム（ビール500ミリリットル半缶）の増加で乳がんのリスクは7％増えるといわれています。ワインなら軽く1杯です。**リスクは直線的に増えていきますから、ワイン4杯なら28％増しということになります。

欧米では、100以上の研究で一貫してこのことが示されています。日本の研究ではさまざまな見解がありますが、国立がん研究センター（旧国立がんセンター）がまとめている保健所を中心としたＪＰＨＣ多目的コホート研究でも、5万人の女性を5年間追跡して、ほとんど同じ結果が示されています。[47]

アルコールが乳がんのリスクを増やす理由は、お酒を飲むと女性ホルモンのエストロゲンが増えるからだといわれています。

初潮が早くて、閉経が遅く、子供を産んでいない女性、要するに、生涯にわたるエストロゲンにさらされる期間が長い人のほうが乳がんの危険性が高くなります。

もちろん、アルコールもアセトアルデヒドも発がん性があるので、そういったものも影響していると思いますが、飲酒に伴うエストロゲンの増加説が有力です。

これはとてもインパクトのある話です。なぜなら、乳がんになる人も多いからです。大腸がんもそうですが、女性全体の飲酒量が少し減ると、乳がんになる人を大勢減らせるということになります。予防できるのです。

ですから、乳がんとアルコールとの関連についての知識が広まるのはとても大切なことだと思います。

安全な飲酒量の目安は？

アルコールががんの原因になるのだとしたら、それでは1日平均どれくらいの飲酒を安全性の目安にすればよいのでしょうか。

厚生労働省の「健康日本21」という健康促進のための施策があります。そこで作られた「**節度ある適度な飲酒**」という目安があります（**表1－2**参照）。お役人が作った言葉のようでわかり

表1－2　厚労省健康日本21
赤くならない男性の「節度ある適度な飲酒量」の上限
アルコール20 gの目安

ビール類	5%	500mL	1缶
缶酎ハイ	7%	350mL	1缶
ワイン	12%	200mL	100mLで2杯
日本酒	15%	170mL	1合弱
焼酎	25%	100mL	
ウイスキー	40%	60mL	シングルなら2杯

純アルコール(g)＝濃度(%)÷100×量(mL)×0.8(比重)

にくい表現ですが、もっと覚えやすい言葉はなかったのでしょうか。

　これは習慣的に飲酒する人での安全な１日の飲酒量の目安です。**少量の飲酒で赤くなる体質のない男性の場合、純アルコール換算20グラム以下**を目安にしようということをいっています。アルコール量は、濃度（％）÷１００×量（ミリリットル）×０・８（比重）で求められます。**５％のビールでは５００ミリリットル缶１本。ワインでは２杯、日本酒では１合弱**です。

　きちんとした定義があるわけではありませんが、**女性の場合は、その２分の１から３分の２ぐらいが目安**かと思います。少量飲酒で顔が赤くなる男性と65歳以上の人も同様により少ない量が安全性の目安となります。

　厚労省では、この「節度ある適度な飲酒」という言葉を広めようとしましたが、あまりうまくいっていないようです。

そこで、厚労省は「健康日本21」の第2弾として、〝生活習慣病のリスクを高める飲酒者〟を減らしましょうという方向で新たな目標を立てています。

このリスクを高める飲酒量というのは、男性なら、1日平均純アルコール換算で40グラム以上、ビール500ミリリットル缶2本以上です。女性であれば、20グラムで500ミリリットル缶1本以上です。ただし、これは習慣的に飲酒する場合の飲酒量です。

純アルコールの単位

日本では日本酒換算で何合とか500ミリリットルのビール換算で何本とかアルコール20～22グラムを1単位とすることが一般的です。欧米ではワンドリンクという単位を使います。

ワンドリンクは欧州では10～12グラムで、アメリカは14グラムと、各国のよく飲まれる飲料の違いで微妙に異なります。

日本酒換算で1合（180ミリリットル、15％）は22グラムになりますので、欧米では

2ドリンクという見当になります。

休肝日は週1日、2日ではダメ？

アルコールにまつわる問題のほとんどは、多量飲酒者が引き起こしています。多量飲酒というのは、男性で1日平均60グラム以上の飲酒です。

60グラムとは、
ビール500ミリリットル3缶、
酎ハイ350ミリリットル3缶、
日本酒3合、焼酎（25度）300ミリリットル、
ワイン1本弱

です。

皆さんも、休肝日という言葉を聞いたことがあると思います。週に1日か2日はお酒を飲まないで、肝臓を休める日を設けるとよいといわれます。

全国の保健所を中心にして、9万人の人たちを10年以上追いかけた国立がん研究センターのJPHCコホート研究から、びっくりするような結果が報告されています[33]。

この研究でわかったのは、**休肝日は週1日、2日でなく、3日以上設けないとダメ**かもしれないということです。

週3日以上の休肝日が多量飲酒の悪影響を打ち消す

男性の飲酒量と飲酒頻度（休肝日）と総死亡率を調べた結果、ときどきしか飲まない人と比べて、**週に5日以上飲んでいる人に限って、**日本酒換算で週に7合、14合、21合以上（毎日なら1合、2合、3合以上）と**飲酒量が増えれば増えるほど、段階的に総死亡率は上がっていきました。**

また、週の総飲酒量が同じでも、**飲酒日数が増えるほど、同じように総死亡率が上がっていきました。**

週5日以上多量飲酒をする人と、ときどきしか飲まない人では、大きな開きになります。ところが**休肝日を3日以上設けると、週の総飲酒量が多くても、総死亡率が上がってこない**ということです。週3日以上の休肝日は、多量飲酒の悪影響を打ち消すかもしれないということです。本当なのでしょうか。たとえば、3日の休肝日を設ければ、残りの4日は5合以上飲んでも大丈夫なのでしょうか。

もちろん、休肝日を設けることで総死亡率を下げることにはつながるので、こういうこともあるかもしれません。

これは、3日間の間にアルコールで壊れた肝臓が修復する。それから、DNAが傷ついていればそれも修復する。そういうことを表しているのではないかと思います。こんな飲み方をすると大酒飲みでも少しはリスクが下がるかもしれません。

ちなみに、休肝日に相当する英語はありません。そこで、この論文では休肝日に似たliver holiday（リバー・ホリデー）というおもしろい名前をつけています。

禁酒でがんのリスクはすぐに下がりはじめる

アルコール飲料が原因となるがんとして、食道がんがよく知られています。日本では、国立がん研究センターの統計では1年間に1万人強の人が食道がんで亡くなっています。胃がんで亡くなる人の4分の1です。男性は女性の5倍も亡くなります。飲酒と喫煙の習慣が男性に多いからでしょう。

対して、禁酒をすると、食道がんのリスクが下がるという研究報告があります。一方で、リスクはすぐには下がらないという報告もあります。

シック・キッター効果というものがあります。シックは病気、キッターはやめた人で、病気でやめた効果ということです。

酒をやめた人たちの多くは、多量にお酒を飲んでからだを壊してやめた人たちです。当然、普通の飲酒者に比べたら、シック・キッターの人たちは食道がんのリスクがもともと高い人たちです。ですから、しばらくリスクは下がりません。5年も下がらず、そこからやっと下がってくるという論文が2007年に出ました[44]。

しかし、これは間違いだということが2012年に発表された論文[19]でわかりました。普通のリスクがそれほど高くない飲酒者と比較することが間違いのもとでした。やめた本人のリスクでみれば非常に高いところからどんどん落ちてくるわけです。そういう形で解析方法を変えてみると、**お酒をやめると、やめた本人のリスクはすぐに下がりはじめる**ということがわかってきました[19]。

禁煙によるがんの予防効果も知られています。食道・頭頸部《とうけいぶ》がんでは、タバコを吸わない人を1とすると、吸っている人は2・89倍のリスクがあります。しかし、禁煙すると1・29倍までリスクが下がります[1]。

頭頸部がんという言葉は耳慣れない言葉だと思いますが、口の中と咽頭と喉頭の領域を併せて頭頸部といいます。この部位のがんをまとめて頭頸部がんとよんでいます。

禁酒と禁煙は、食道・頭頸部がんに対して、確実に効果があるのです。

野菜・くだものは酒飲みほどがんを予防する

それから、野菜やくだものをよく食べる人は、口腔、咽頭、食道、胃、大腸といった消化管全体のがんになりにくいことが知られています。

厚労省では、日本人は1日350グラムの野菜・くだものをとりましょうといっています。小さい野菜ジュースで〝350〟と書いてあるものが売られています。あれは350グラムということです。

野菜・くだものを1日100グラムとるだけでも、食道がんなどのリスクがすごく下がります。

1日350グラムとれば、半分くらいのリスクになります。サラダにすると、100グラムというと両手でお椀を作ったくらいあって大変ですが、そこにくだものを入れればよいのです。みかん1個で100グラムです。リンゴは半分で100グラムになります。このように、野菜とくだものを組み合わせて食べていけば、がんのリスクは下げられるのです。

国立がん研究センターの「野菜・くだものの摂取と食道がんの予防効果」の研究では、**毎日日本酒換算1合以上のお酒を飲む人が、1日にとる野菜・くだものの量で100グラム当たり、食道がんリスクは18%減ります**[57]。350グラムとればリスクは半分以下になります。タバコを吸っている人でも100グラム当たり13%減ります。1日100グラムの野菜・くだものをとると、もともとタバコを吸わない人でも8%、1合未満の人でも4%リスクを減らせます。

リスクを減らすのは、野菜・くだものに含まれる抗酸化物質がよいのかもしれませんし、葉酸などのビタミンが発がんを予防しているのかもしれませんが、理由はまだよくわかっていません。しかし、残念ながらビタミン剤などのサプリメントの補給によって、こうした予防ができるというデータはありません。

よくいわれているのは色の濃いほうがよいということですが、大根、キャベツなど色の薄いアブラナ科の野菜でもかまいません。しっかり下げてくれます。ただし、この研究では漬け物はダメでした。漬け物は塩が入っているということがあります。塩は胃がんのリスクを上げます。漬けている間にいろいろなものが失われるのかもしれません。

第2章

お酒を飲んで赤くなる人とならない人

ＡＬＤＨ２遺伝子が決める少量のお酒で赤くなる人とならない人

アルコールが体内に入ると、肝臓でアセトアルデヒドという毒物に分解され、やがて無害な酢酸になります。ヒトは、さまざまなアルデヒド類の毒性から身体を守るために全身のほぼすべての細胞にアルデヒド類を一瞬にして分解してしまう酵素をもっています。これがアルデヒド脱水素酵素とよばれるものです。

この酵素にいくつか種類があります。一番重要なのが2型のアルデヒド脱水素酵素で、この2型アルデヒド脱水素酵素をＡＬＤＨ2とよびます（**図２－１**参照）。

このＡＬＤＨ２には**働きの強い人と弱い人がいます。これは、だれでも知っているお酒をちょっと飲むと赤くなる人と、お酒を飲んでも赤くならない人、あるいはまったくお酒が飲めない下戸の人を分けるものです。**

ＡＬＤＨ2の遺伝子は、父親と母親から1本ずつもらってきます。〈弱い―弱い〉をもらった人を「**ＡＬＤＨ２ホモ欠損型**」といいます。〈強い―強い〉をもらった人は「**ＡＬＤＨ２活性型**」。

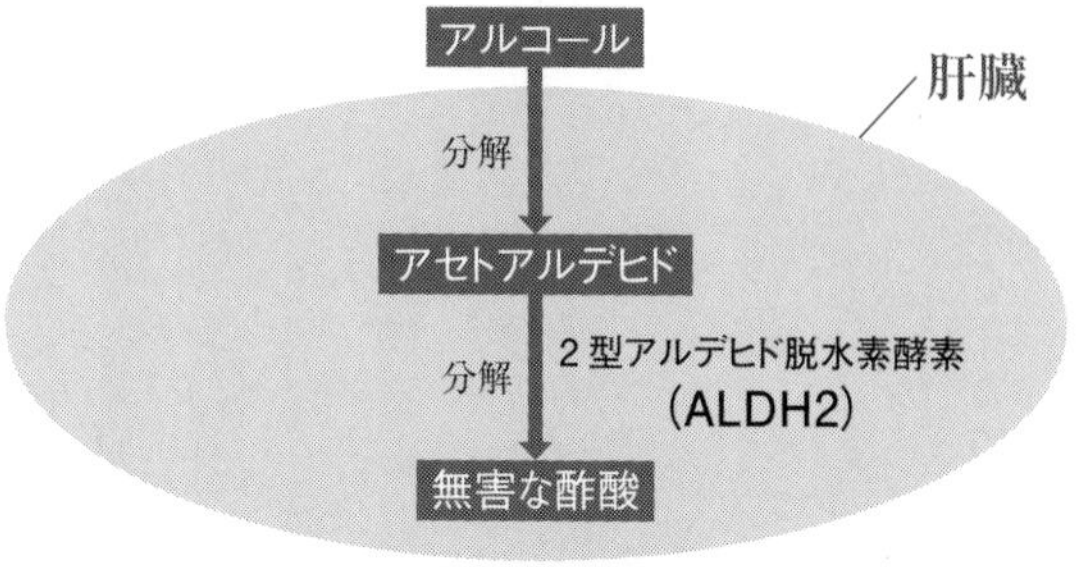

図２－１　２型アルデヒド脱水素酵素（ALDH2）

〈強い―弱い〉の組み合わせを「ＡＬＤＨ２ヘテロ欠損型」といいます。

欠損型というのはどうしてかというと、この酵素のアミノ酸のひとつであるグルタミン酸がリジンに変わっているだけなのですが、この遺伝子の1カ所の変異によって酵素がまったく働かなくなるからです。ですから、活性が下がるのではなくて、活性がゼロになってしまうということで、欠損型といいます。

日本人の半数近くはお酒が弱いか飲めない

神奈川県での調査によると、父親と母親から欠損遺伝子をもらった「ＡＬＤＨ２ホモ欠損型」は7％で、少量飲酒で顔が真っ赤になる体質で、お酒は飲めません。両親の片方だけから〈弱い〉のをもらっている「ＡＬＤＨ２ヘテロ欠損型」は35％で、少量飲酒で顔が赤くなる体質があり、お酒も弱い。〈強い―強い〉をもらっている「**ＡＬＤＨ２活性型**」は、赤くなる体質はなくて、お酒が飲めます（**図２－２**参照）。

欠損型が優性な遺伝子型です。四量体という４つのタンパク質ユニットでＡＬＤＨ２の酵素ができますが、その中の１つでも欠損型のユニットが入ると、ほとんど活性がなくなってしまいます。組み合わせの計算をすると、ヘテロ欠損型の人では、できた四量体の酵素うち16個に１個だけ活性型のユニットが４つそろって酵素が働きます。ですから、活性型の人の約16分の１の活性は残るのです。ホモ欠損型の人の活性はゼロです。活性がゼロなら永久にアセトアルデヒドがたまったままかというとそうではありません。ＡＬＤＨ２の活性がゼロでも、ＡＬＤＨ１とかＡＬＤＨ３などの他の酵素があるので大丈夫です。

両親からもらう遺伝子の組み合わせはいろいろなので、たとえば自分が強いから、飲めないからといって、子供も同じ組み合わせというわけではありません。

言葉が難しくてわかりづらいですね。ですから、以下飲酒に関する記述では、ＡＬＤＨ２の遺伝子型が、**赤くならずに飲める「ＡＬＤＨ２活性型」**の人を「**赤くならないＡＬＤＨ２**」、**少量の飲酒で赤くなる体質でお酒に弱い「ＡＬＤＨ２ヘテロ欠損型」**の人を「**赤くなるＡＬＤＨ２」と表現**していくことにします。

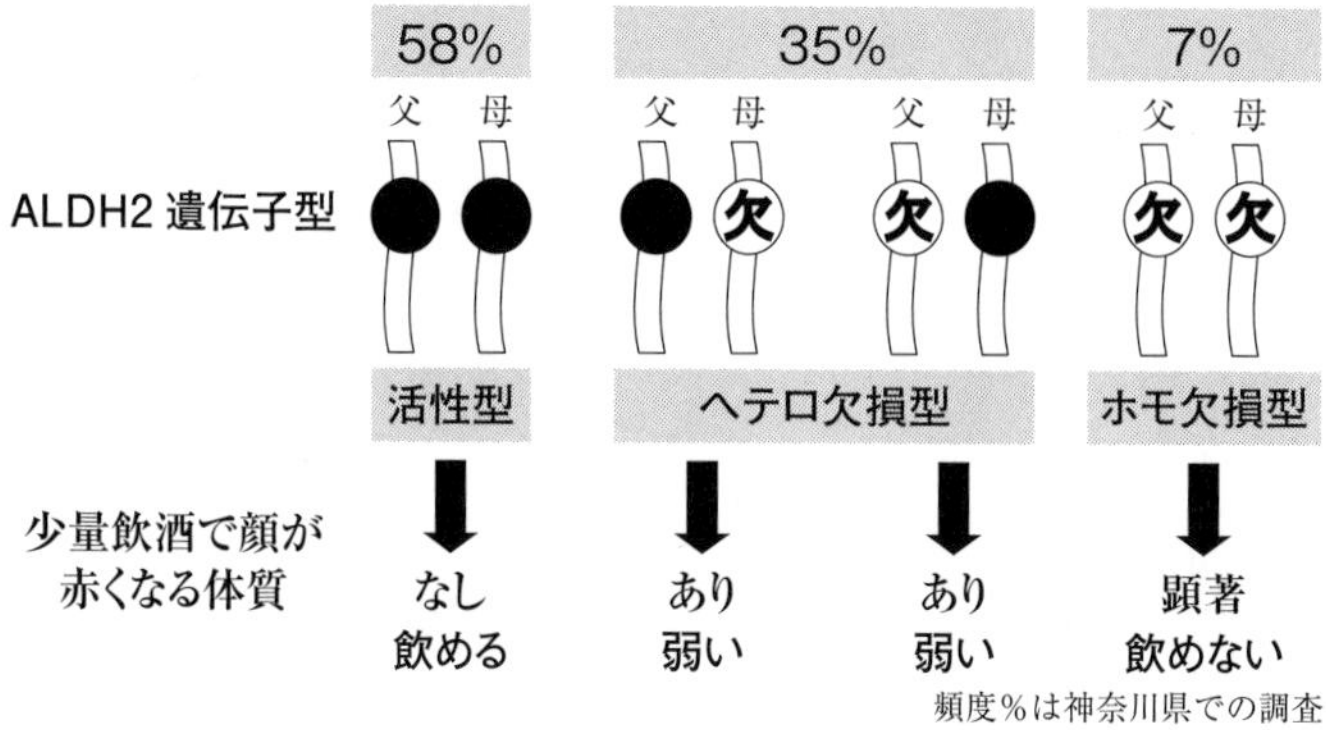

図2-2　2型アルデヒド脱水素酵素
ALDH2 遺伝子のタイプと体質

赤くなるALDH2の人たちの中には たくさん飲んでいる人もいる

ALDH2ホモ欠損型の人は、ほとんど飲酒できない、いわゆる下戸という人です。ALDH2ヘテロ欠損型の人は、飲まない人も多いし、少し飲む人も多くいます。

ALDH2が弱いと、少量の飲酒ですぐに顔が赤くなったり、眠くなったり、気持ち悪くなったり、頭痛がしたりします。こういうものを**フラッシング反応**といいます。この酵素が弱いと、少ない飲酒量でも二日酔いになることもわかっています。[91] 少量飲酒でのフラッシング反応や二日酔いがブレーキになり、あまり飲まない人になるのです。

しかし、この**赤くなるALDH2（ヘテロ欠損型）の人**

の中にはたくさん飲んでいる人もいます。男性では、毎日日本酒に換算して3合以上を飲んでいる人が10%以上いるのです。

赤くならないALDH2（活性型）の人ではこの量を飲んでいる人が20%以上いますし、基本的に多くの人はお酒を飲む人になっています。この傾向は女性でも同じです（**図2－3**参照）。

赤くなる人のルーツと多い地方・少ない地方

この赤くなるALDH2（欠損型）の人たちはどこからやってきたのでしょうか。この人たちはモンゴロイド系といわれていますが、リらの研究[27]によると世界地図上の分布をみても東アジアに偏って存在し、特に中国の南東部では半数以上の人が赤くなるALDH2をもったお酒に弱い人たちです。東アジア全体への拡散は**漢民族にその起源があるようにみえます**。もちろん、漢民族という集団が生まれてからこの遺伝子変異が起きたわけではなく、最初の遺伝子変異の時期は2万5千年から3万年前と推測されています。

日本人の民族的な起源については二重構造説というものがあります。もともと縄文人がいたところに、大陸から弥生人がやってきて混じりあったといわれています。縄文人は赤くなるALD

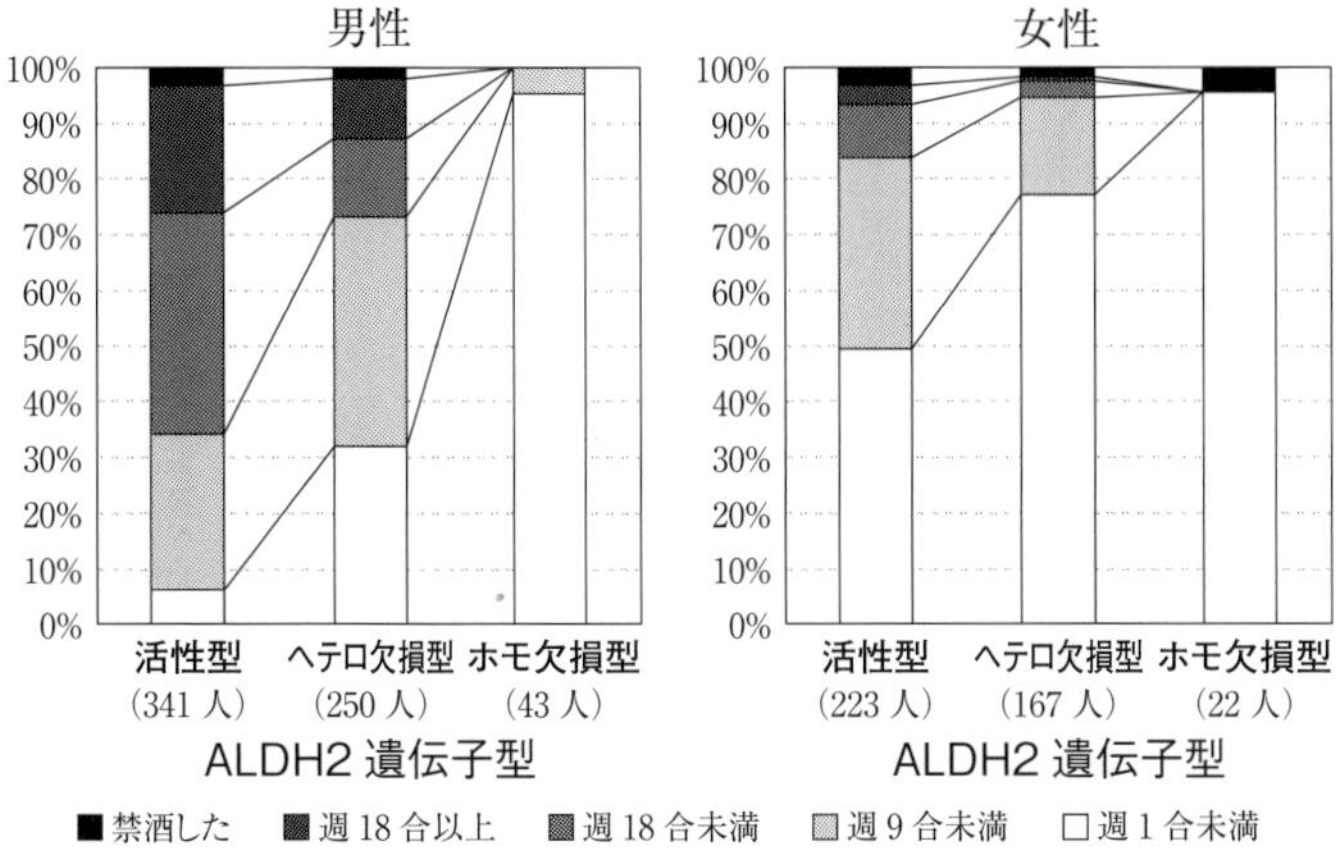

文献 65, 66（Yokoyama A ほか，2002, 2006）をもとに作成

図２－３　ALDH2 遺伝子型と飲酒習慣

Ｈ２（欠損型）はほとんど持っていなかったのではないかと考えられています。大陸から来た人たちが赤くなるＡＬＤＨ２（欠損型）を持ち込んで、どこに住んだか、どのように混じりあったかによって、**日本列島の中でもお酒に強い人の分布が違っている**のです。

１９９０年代前半から、ＡＬＤＨ２の遺伝子型の研究が集まりはじめました。次の図は、私が２０１６年までの論文を調べ、都道府県別に人数の多い代表的なものをまとめたものです（**図２－４参照**）。

日本列島の中心、京都、大阪、三重、愛知あたりは、ホモとヘテロを合わせた赤くなるＡＬＤＨ２（欠損型）の人たちが50%を超えています。それから、九州の北部も多くなっています。こ

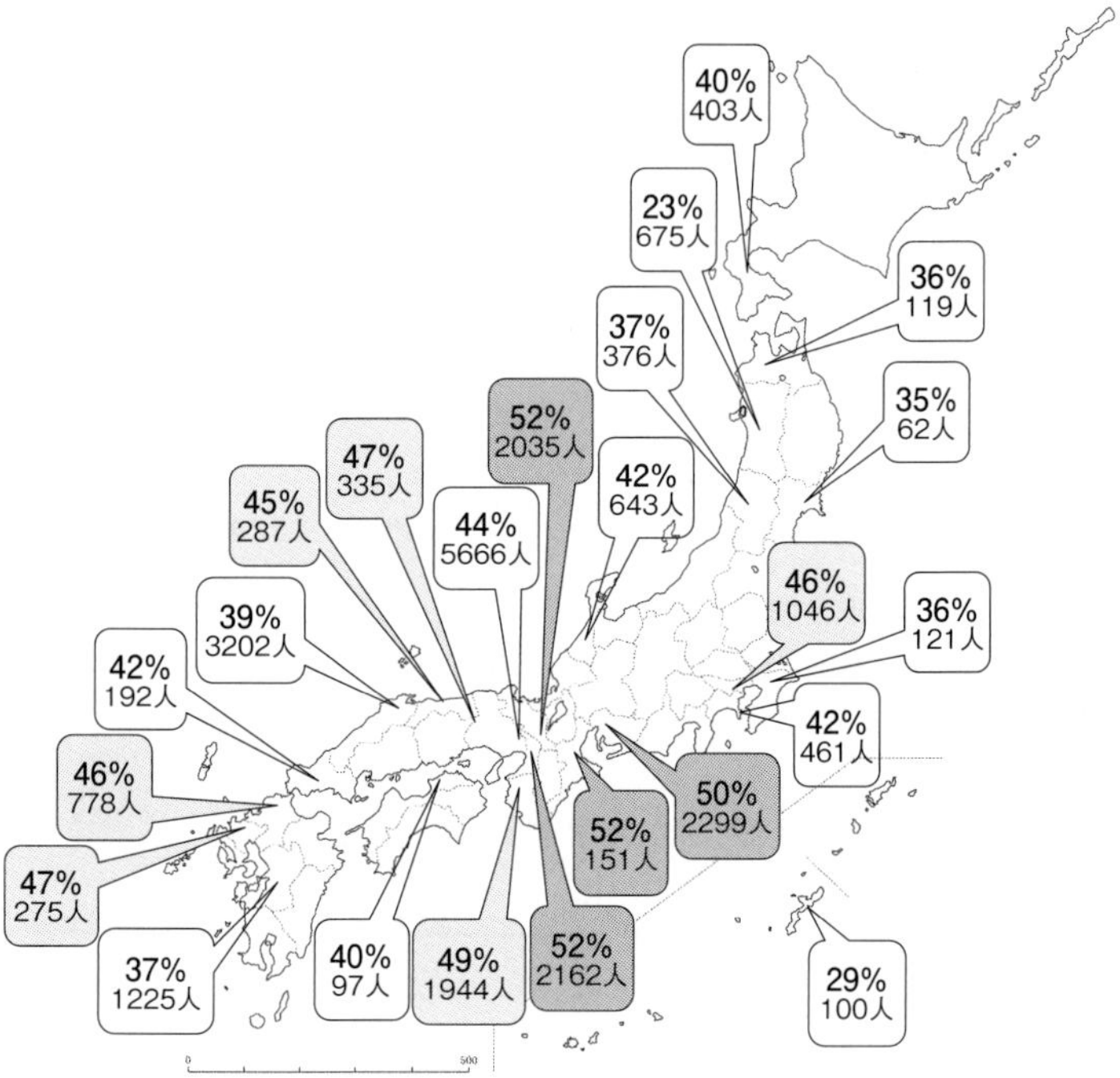

ALDH2 欠損型遺伝子は漢民族由来で弥生時代以降に大陸から入って拡散したと推測されている。本州の中心部、九州の北部、東京で欠損者の割合が比較的大きい。

ALDH2 欠損者＝ヘテロ欠損型とホモ欠損型
人数は各研究の調査人数
(2016 年までの文献をもとに著者が作成)

図２－４　地域別の ALDH2 欠損者の割合（%）

のあたりは、大陸から来た人たちの混血割合が高いということかもしれません。

東京はいろいろな人が集まっているので、ちょっと高めになっています。

しかし、東北に行くと、赤くなるＡＬＤＨ２（欠損型）の人は30％台になってきます。沖縄も29％で、熊本も37％です。

赤くなるＡＬＤＨ２（欠損型）は、大陸から来た人たちが弥生時代に持ち込んだのかもしれませんし、その後の渡来人や移民によるものかもしれません。このように赤くなるＡＬＤＨ２（欠損型）をもった人ともたない人の混血や人の移動の歴史が反映したおもしろい地域差があるのです。

お酒を飲む人たちが多い県、秋田とか沖縄などはこうしたことに関係しているのではないかという話もありますが、そこはよくわかりません。

赤くなる酒飲みの落とし穴

ヘテロ欠損型の赤くなるＡＬＤＨ２の人は、ビールコップ１杯で赤くなり、少量飲酒でも二日酔いになりますが、鍛えて飲んでいるとアセトアルデヒドにからだが慣れてしまい飲めるようになります。この人たちは、毒物のアセトアルデヒドの分解が遅いので、**大酒家になると高濃度の**

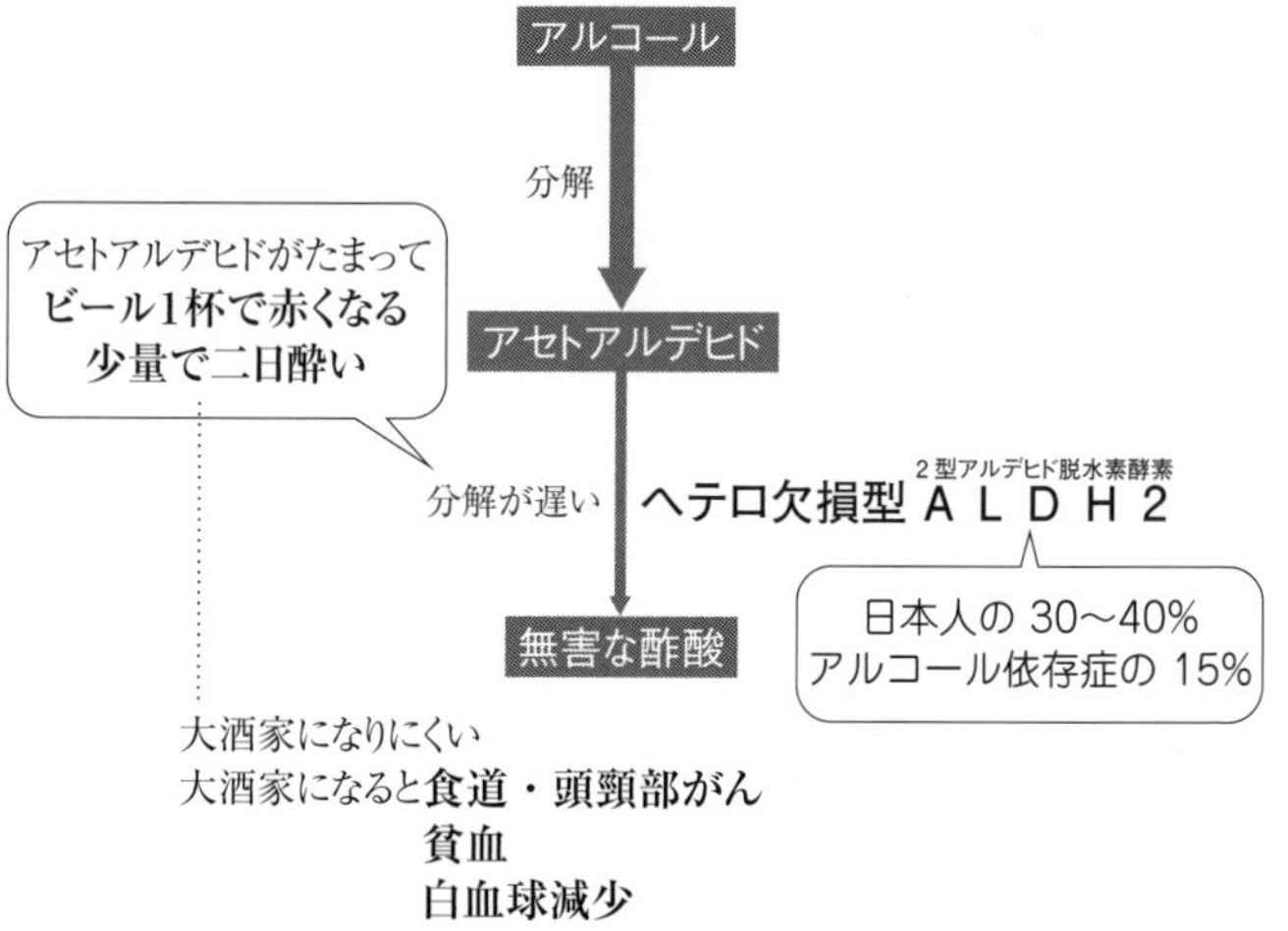

図２－５　アルコール代謝とヘテロ欠損型 ALDH2

アセトアルデヒドにさらされ、食道・頭頸部がんになるリスクがすごく高くなるのです。それから、血液を作る骨髄にアセトアルデヒドがダメージを与え、貧血と白血球減少ということも起こします（**図２－５**参照）。

赤くなるＡＬＤＨ２（ヘテロ欠損型）をもった人は日本人でだいたい30～40％というのが平均的なところです。アルコール依存症の場合は、その15％が赤くなるＡＬＤＨ２（ヘテロ欠損型）をもっている人たちです。

次の図は著者らが初めてこの現象を発見して報告したときのものです（**図２－６**参照）。食道がんの患者さんは、毎日飲酒する人もアルコール依存症の人も、赤くなるＡＬＤＨ２（ヘテロ欠損型）の人が、赤くならないＡＬＤＨ２（活

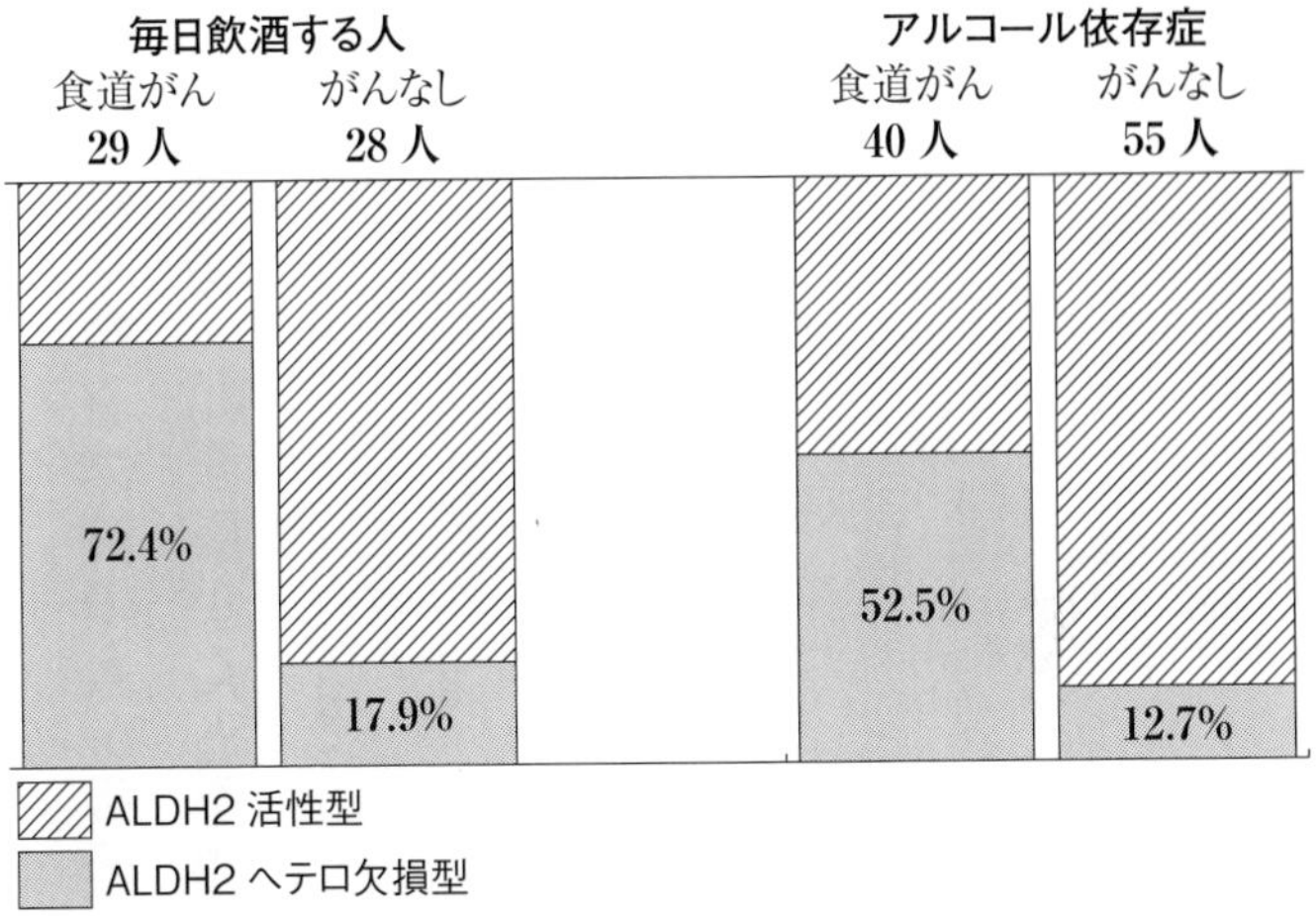

文献73（Yokoyama A ほか，1996）をもとに作成

図２−６　食道がんリスクとALDH2遺伝子型

性型）の人よりかなり多いことがわかります。[73]

食道がんは酒飲みのがんなので、普通に考えたら酒に強い赤くならないＡＬＤＨ２（活性型）の人が多そうなものですが、実はその逆で、その後の多くの研究をみても、日本人の食道がんの約70％が、赤くなるＡＬＤＨ２（欠損型）の人から発生していることがわかっています。

赤くなるＡＬＤＨ２（ヘテロ欠損型）の人がたくさんお酒を飲むと、アセトアルデヒドを介して、食道がんになるという結果は、発表当時、新聞でもとりあげてもらいました。私自身としても、多くの人たちに知ってもらう価値のある研究をやることの意義を強く感じたのを覚えています。

赤くなる体質の人が多量飲酒すると食道・頭頸部がんとその重複がんに特になりやすい

赤くなるＡＬＤＨ２（ヘテロ欠損型）の人は、食道・頭頸部がんになりやすいのですが、さらに食道がんがいくつも出てきたり、口腔や咽頭や喉頭にもがんが出てきたりします。このように次々に重なって出てくるがんを重複がんといいます。この**重複がんがすごく多い**のです。

有名なところでは、「ヒゲの殿下」の愛称で知られた寛仁《ともひと》親王は自らアルコール依存症を告白されましたが、食道がんの2回の手術を行った後、口腔・中咽頭・下咽頭など10回以上のがん治療を受けられています。こうした次々と食道・頭頸部にがんが出てくる重複がんはすごく珍しいことかというと、そうではありません。これは日本人にはよくみられる現象です。

食道がんの場合、食べ物がつかえるようになって病院に行き、診断されることが多くあります。しかし、進行している場合、食道の外にがんが転移している可能性があります。症状がないうちに検診で早期にみつかれば、そのがんは治すことができます。でもその後、食道や頭頸部に新しいがんが出てくるのです。

初期の頭頸部のがんというのは、次の写真のようなものです（**写真2－1**　※巻頭のカラー口絵参照）。舌をひっくり返さなかったら、症状がないので気がつかないこともあります。のどもじっくり観察しないと気がつかないかもしれません。

喉頭がんは、タバコのがんとして有名ですが、アルコール関連がんでもあります。アルコールはこのへんまで染み込みます。タバコだけでなく、アルコールもからんでくるので、多量の飲酒や喫煙の習慣のある人は、要注意です。

がんが見逃されることも多い内視鏡検診

私は1993年から内視鏡のがん検診を久里浜医療センターで始めました。その頃までは、患者さんがお酒をやめて5年くらい外来に通っていて、食べ物がひっかかるなど症状が出てきて、調べると進行がんだったということがよくありました。初期のがんは通院を始めた頃からすでにあったのでしょう。あったのですが、検査していなかったので、何年か経って進行がんに育って症状が出てわかったということです。お酒をやめて、生活がガラッと変わって、良いほうに向かっているところで進行がんが見つかるのはとても残念です。

初期の食道がんは凹凸がなく平らなので、経験を積んだ専門家がじっくりみても見逃すことがあります。

次の写真の左側を見ると、一見何もないように見えるかもしれません（**写真2－2**　※巻頭のカラー口絵参照）。ところが、写真の右側を見ると、よくわかると思います。

右側は、**ヨード染色**という方法で、食道がんの内視鏡検診をしたものです。

食道はでんぷんが粘膜全体にあります。ですから、ヨード染色をすると、「ヨードでんぷん反応」で色がつきます。がんや腫瘍《しゅよう》のところはでんぷんを持っていないので、くっきりと色がぬけて見えるのです。

今、こういったがんは、内視鏡で取ることができます。消化管の内視鏡は日本人がほとんど開発してきた分野ですから、内視鏡の操作や切除術に優れています。ヨード染色なら見つかりにくいがんも見つけることができるので、**早い段階で見つけることができれば内視鏡切除ですみます。**大腸にポリープが見つかって、大腸がんのポリープだとしても、内視鏡で取ってしまえば治ります。食道・頭頸部も同じです。

ところが、初期の段階では見逃されて、次の年か、その次の年の人間ドックで見つかると、今度は手術になってしまいます。毎年人間ドックで内視鏡検査を受けていても、内視鏡では取れない段階で食道がんが見つかることもあるのです。

初期の食道がんは凹凸がなく平らながんなので、普通に見たら見逃してしまうかもしれません。内視鏡検診で食道がんが見つかる割合は全国集計ではわずか０・０４％でした。実際にはもっといるのでしょうが、見逃されていたのかもしれません。

進行がんになった人は、検診ではなくて、症状が出てから病院に行きます。それではどうするかということですが、**ヨード染色というのが一番確実な方法です。しかし、これは手間がかかるので、東京都がん検診センターのように全例にやっている施設もありますが、一般の検診ではあまりやってくれません。**手間がかかるだけでなく、検査の後で、胸やけが起きることがあるのでやりたがらないのです。

食道ヨード染色の内視鏡検診

私は１９９１年頃、食道静脈瘤《じょうみゃくりゅう》の治療を本格的に勉強したいと思っていました。当時から食道静脈瘤や食道がんの治療の分野で若手の名人だった外科の大森泰《おおもりたい》先生に教えを請い、慶應大学病院の内視鏡室に行った初日に運命的な出来事がありました。

そこで初めて食道ヨード染色の検診を見せてもらったのです。頭頸部がんの人のフォローアップだったと思いますが、たまたま10例ぐらいの検査で2例に新しい食道がんが診断されました。しかし、内視鏡歴5年目の私には、ヨード染色前の内視鏡の画像モニターでは、食道がんにまったく気づけませんでした。「食道ヨード染色はすごい」と、びっくりしました。この経験があって、久里浜医療センターで食道ヨード染色検診を始めたのです。

大森先生の師匠は幕内博康《まくうちひろやす》先生で、食道静脈瘤の治療や食道がんの内視鏡切除の分野を切り開いた先生で、東海大学医学部付属病院の病院長にもなられた人です。その幕内先生にも教えていただくことができました。まさに日本の食道内視鏡のトップの人たちに教わることができたのは幸運でした。

内視鏡検査のスタイルもいろいろはから教わりました。内視鏡は座ってやります。のどを広げるようなポジションをとり、食道に入る前に唾液を吸引して咽頭と喉頭をよく見ます。「いー」と声を出してもらって咽頭の奥も広げて見ます。そして、食道も洗ってゆっくり見ていきます。ヨード染色をした後は、ヨードを脱色する液を最後にちゃんとまいて、胃に入れた空気も抜いておしまいにします。そのようにすると、ヨード染色の後で胸やけが起こらないのです。

1993年1月から、久里浜医療センターで今までの胃のバリウム検査に代わり、食道ヨード染色の内視鏡検診をやりはじめました。

40歳以上のアルコール依存症の男性で、２０１０年までの集計では、食道ヨード染色を使った初回の内視鏡検診で６０１４人を調べました。その結果、食道がんは２４３人で４％。頭頸部がんといわれる口腔・咽頭・喉頭のがんが65人で１％に見つかりました。**内視鏡検診の全国集計で、食道がんが見つかる率は０・０４％なので、実に１００倍**になります。[61]

そのうちの80％のがんは内視鏡で切除できる早期がんで、ほとんど大森先生に紹介して内視鏡で切除してもらいました。

このヨード染色や内視鏡切除の論文を１９９５年に『Cancer』という医学雑誌に出したところ、表紙の裏のエディトリアルで、編集部がこの研究は新しくておもしろいと紹介してくれて、論文の解説記事が３ページ載りました。[77] そこには、アルコール依存症者でこんなに食道がんが多いのはなぜだろう。隠れたものがあるに違いない。日本には海外と違うものがあるのではないかという指摘がありました。

よく見てくださいの一言が分かれ道に

最近では内視鏡観察で**ＮＢＩ（狭帯域光観察《きょうたいいきこうかんさつ》）**という手法が開発されて普及しています。このような技術を使って観察すれば食道がんと頭頸部がんの見逃しが減るといわれています。次の写真のように食道がんは、肌色の中にちょっと赤いものがあっても見えにくく、気がつきにくいのです（**写真２－３・上**　※巻頭のカラー口絵参照）。でも、ＮＢＩで見れば緑の中の黒ずんだ点々はよくわかります。

内視鏡検査をしていて、操作しながらボタンを押すだけで、画面の色が緑色に切り替わるのです。それで見るとよくわかります。

また、私と大森先生で気がついた、**ピンクカラーサイン**というものがあります。写真のようにヨード染色で染まらないたくさんの腫瘍のうち、見ているとがんだけがピンク色に色が変わって見えるというので、ピンクカラーサインと名づけました（**写真２－３・下**　※巻頭のカラー口絵参照）。

これがあって、その組織をつまむとがんが診断されます。こういった工夫で、がんを見つける精度を上げることができるのです。

では、一般の検診で、のどや食道のがんを見逃されずに気合を入れてよく見てもらうためには、どうしたらよいのでしょうか。

単純なことで、酒・タバコをやる人は、「**私は酒・タバコをすごくやるので、のどと食道をよく見てください**」と一言、言うだけです。この一言を人間ドックや検診のときに言うか言わないかが分かれ道になります。こう言われると内視鏡医は気合を入れてのどと食道を見てくれます。

アルコール依存症の患者さんには、こんなにがんが出るので、1年に1回は内視鏡検査をぜひ受けてくださいと勧めていますが、みんなが受けてくれるわけではありません。それでも、受けるときには、「私は酒やタバコをすごくやっていて、今やめているのですが、のどと食道のがんが心配なので、そこをよく見てください」と、ぜひ言ってくださいと勧めています。

赤くなる酒飲みの発がんリスクと禁酒の効果

赤くなるＡＬＤＨ2（ヘテロ欠損型）の人が食道がんになりやすいという現象は、久里浜医療センターで1995年に発見して報告しました。なんでがんを治療する病院ではない、アルコール依存症の治療の特殊な病院でこういうことに気がついたかというと、アルコール依存症の人で症状がない人でも内視鏡検診をすると、ものすごい確率で早期の食道がんが見つかっていたからです。

お酒をやめて、何年も経って、社会的にも家庭でもいろいろな点で回復した人たちが、飲み込んだときに何かひっかかる感じがしてきて、調べると進行がんだったということが結構ありました。検診を始めたら、早期がんのうちにどんどん見つかり、内視鏡的に治療をすることができるようになりました。その結果、退院後に数年通院していて進行がんになる人がすごく減りました。

アルコール関連の食道がんでは、まだら食道という言い方をしていますが、ヨード染色をするとまだらに色が抜けて見えることがあります。こういう人たちはやはり赤くなるＡＬＤＨ２（ヘテロ欠損型）の人が多く、すごく危ない食道と診断されます。酒・タバコをやっていて、生活習慣を変えないと、かなりの人に食道・頭頸部のがんが出てきます。

「アルコール依存症男性の発がんリスクとＡＬＤＨ２遺伝子型」の久里浜医療センターでの初期の調査では、赤くなるＡＬＤＨ２（ヘテロ欠損型）の人では口腔・中咽頭がんの発がんのリスクは20・8倍、その奥の下咽頭がんでは28・9倍でした。[75]

初期の検診では、アルコール依存症で長年通院していて、以前からがんはあったけれど検査していなかった人たちがたまっていて、そういう人たちが最初のうちドッと診断されて、しかも多くが赤くなるＡＬＤＨ２（ヘテロ欠損型）の人たちで、それがリスクの数字を高くしたと考えています。今もリスクは高いですが、こんなに高くはありません。

たくさんの研究を集めて解析し直したメタ解析でみると、アジアの人たちの研究では、１日ビール５００ミリリットル３缶以上に相当する量を飲む多量飲酒者では、同じ量を飲んでいるにもかかわらず、**赤くなるＡＬＤＨ２（ヘテロ欠損型）の人は食道がんのリスクが７・１倍**になります[58]。３缶までいかない普通の飲酒者でも、赤くなるＡＬＤＨ２（ヘテロ欠損型）の人は３・１倍のリスクになります。

それは頭頸部がんでも同じです。１日３缶以上飲んでいると、リスクが３・６倍になるということが日本人の研究のメタ解析で報告されています。

次の図は「がんのないアルコール依存症男性の経過観察中に発生した食道・頭頸部の発がんのリスク」を調べたものです[78]（**図２−７参照**）。久里浜医療センターで患者さんの勉強会でも使っているものです。

この図の左下端の０の時点は、最初の検診のときにはがんはなかったことを示しています。患者さんはお酒がやめられずに再入院することがよくあります。

１年間がんばれたけれど、１杯飲んでしまったという人がいます。依存症があっても最初はう

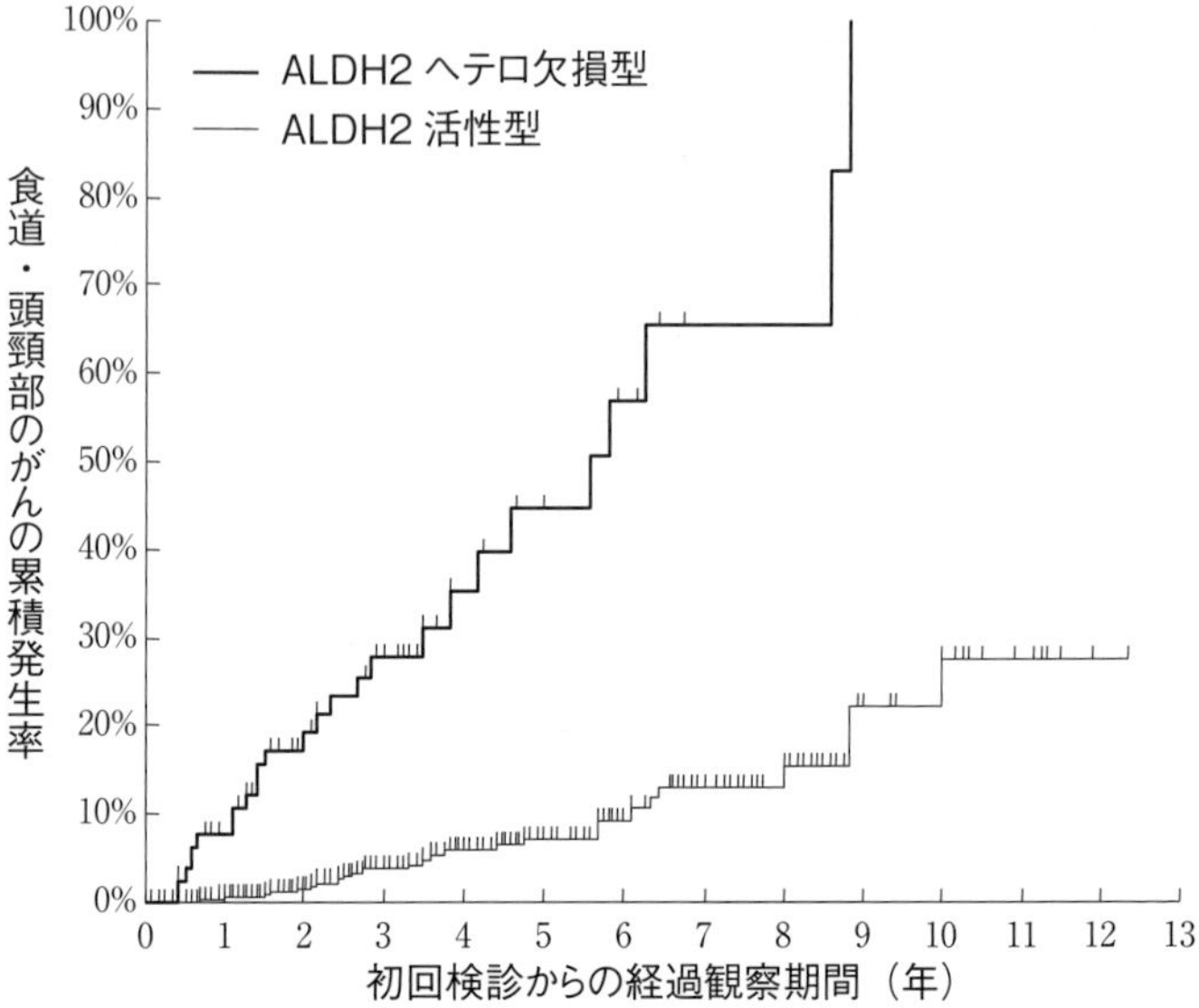

文献 78（Yokoyama A ほか，2006）にがん診断後に遺伝子判定を行った症例を加えて再解析

図２－７　がんのないアルコール依存症男性の ALDH2 と食道・頭頸部の発がんリスク

まくブレーキをかけて飲めるのです。久しぶりのお酒はおいしいしうまく飲めたので、ときどきなら飲んでも大丈夫と考えてしまいます。「1杯に負けた人」というのは、「断酒」ではなく「節酒」といって、ときどき飲むとか量を減らして飲むというほうを目指します。でも、依存症があるので、だいたい多くの人は半年以内にもとどおりの飲酒に戻ってしまいます。ですから、何年もやめたら普通に飲めるようになるかというと、そういうことは依存症の人では通常起こりません。

こうしたことで再入院してきた人

たちは、内視鏡検診を受けます。そうするとどうなるか。**5年経つとなんと赤くなるALDH2（ヘテロ欠損型）の患者さんでは、40％を超える人たちに、のどや食道にがんが出ているの**です。赤くならないALDH2（活性型）の人も10％くらい出てきます。これも大変な確率です。

赤くなるALDH2（ヘテロ欠損型）の患者さんはずっと飲み続けていると、発がんはまぬかれないというような感じでリスクは上がります。まさに衝撃的な図です。もちろん、がんになっても早期がんは内視鏡で全部取れる時代になっています。毎年検診を受けることと禁酒が大切です。前にも書きましたが、禁酒すると、この高い発がんリスクがすぐに下がりはじめます。

食道がんの治療をしていたら、食道だけではなく頭頸部や胃など、周辺の臓器に別のがんが出てくることが、特に日本人の食道がんの特徴として知られています。それを**フィールド発がん**といいます。先ほどのヒゲの殿下の例が典型的なフィールド発がんです。

頭頸部がん1320例の食道ヨード染色検診で、12・5％に食道がんが見つかった。[32] 食道がん667例のNBI内視鏡検診で、6・7％に頭頸部がんが見つかったという報告もなされました。[54] ただし、胃がんの重複が多い理由はまだよくわかっていません。こうした発がんには、赤くなるALDH2（ヘテロ欠損型）をもっているという遺伝的な要素とアルコールとタバコが関係しています。

しかも、食道がんのフィールド発がんは稀なものではなく、日本でどんどん増えているということがわかってきました。

私も参加しているもので、京都大学の武藤学《むとうまなぶ》教授が主任研究者でまとめている、初期の食道がんを内視鏡で取った後、どうなるかという追跡をしているＪＥＣ研究という全国規模の研究があります。[20] これには、疫学のプロ、医学統計のプロとして、国立保健医療科学院で生涯健康研究部部長をしている私の弟の横山徹爾《よこやまてつじ》も参加しています。次々とがんが出てくる背景には何があるのか。それを予防できないか。

この研究結果は最近、『Gastroenterology』という医学雑誌に報告されましたが、食道がんを内視鏡で一度すべて切除して食道をがんのない状態にリセットして、その後お酒をやめていると、別の食道がんが出てくるリスクが53％も減ることが示されました。[20] これは患者さんに禁酒を指導するうえですごく重要なデータです。**禁酒をすれば、食道がんのフィールド発がんリスクは大幅に下げることができます。**

食道がんになった人では、せっかく禁煙、禁酒していたのに、2年くらいしてがんが出てくると、心が折れて自暴自棄の気持ちになり、また飲み始めてしまう人がいます。

しかし、**生活習慣を変えるということは、長い目でみたときには、次のがんの発生数を減らし**

て発がんの連鎖から自分を解放することができるということにつながっています。こういうことは今まで研究されていなかったのですが、この研究で、お酒をやめるとがんは減るということが大きな差で示されました。食道がんになった人たちに禁酒しようと勧める根拠ができたと思っています。

日本人の食道がんに多発重複がんが多い理由

アルコール依存症患者さんの食道・頭頸部がんとＡＬＤＨ２欠損の強い結びつきの研究結果をいくつか論文発表したところ、ヒゲの殿下の食道がんの主治医をされていた国立がん研究センターの食道外科の渡辺寛《わたなべひろし》先生から、研究班へ参加のお誘いを受け、参加することになりました。赤くなるＡＬＤＨ２の研究が、食道・頭頸部がんが多発するフィールド発がんの謎の解明につながると考えたからです。

ここに国立がん研究センターと共同で、「食道・口腔・咽頭・喉頭の多発重複発がんとＡＬＤＨ２遺伝子型」を調べたものがあります[83]（**表２－１**参照）。

食道がんがひとつだけの人では、赤くなるＡＬＤＨ２（欠損型）は67％の頻度でしたが、食道が

表2－1　国立がんセンターの食道・口腔・咽頭・喉頭の多発重複発がんとALDH2遺伝子型

	ALDH2遺伝子型			
	人数	活性型	欠損型	オッズ比
食道がん				
ひとつだけ	48	33%	67%	1
多発重複がん	26	8%	92%	5.3倍
口腔咽喉がん				
ひとつだけ	29	52%	48%	1
重複がん	17	12%	88%	7.4倍

文献83（Yokoyama Aほか，2002）をもとに作成

んが多発重複する場合、赤くなるALDH2（欠損型）の人は92%もいました。頭頸部がんもひとつだけの人は、赤くなるALDH2（欠損型）をもつ割合は48%でしたが、重複がんだと88%にもなりました。**赤くなるALDH2による多発重複のリスクを計算すると、食道がんでは5・3倍、頭頸部がんでは7・4倍**にもなりました。

国立がん研究センターの多発重複発がんの9割が赤くなるALDH2（欠損型）の人でした。この報告をみて、当時この研究班をまとめておられた国立がんセンター中央病院院長だった垣添忠生《かきぞえただお》先生が言った言葉は印象的でした。

「なぜこんな簡単なことにだれも気がつかなかったのだろう？」

これはまさにこの現象の核心的なところを指摘しています。お酒を飲んで赤くなる人が発がんするのであれば、

だれだってわかりそうです。「お酒が弱いのに無理して飲んでいたから、がんになったのですかね」と、患者さん自身が言うかもしれません。しかし、違ったのです。

実は、**お酒を飲んで赤くなる現象というのは、飲めるようになる人では、飲み始めてたったの2～3年で消えてしまう**のです。赤くならない体質に変わってしまうのです。だから赤くなるALDH2の遺伝子型を調べるまで気がつかれなかったのです。ここが重要なところです。

では、赤くなるALDH2（ヘテロ欠損型）をもっているかどうかを、遺伝子型を調べる以外に知る方法はないのか。それがあるのです。その話は後ほど詳しく述べます。

赤くなる大酒飲みが30年間で6倍も増えた

アルコール依存症で食道がんを内視鏡で取った患者さんを調べると、赤くなるALDH2（ヘテロ欠損型）の人は5年くらい経つと半分くらいの人に、次の食道がんが出てきます。[79] 頭頸部がんも同じです。**アセトアルデヒドにものすごく暴露《ばくろ》されて**（さらされて）**しまった人たちというのは、飲酒・喫煙を続けていると食道やのどに次から次へとがんが出てくる危険性がある**のです。

この現象は1970年代の日本人にはあまりみられませんでした。国立がん研究センターで食道がんを手術した人が頭頸部や胃などの他の臓器にがんを重複する頻度の変遷をみてみると、１９７０年代にはたったの6％でした。米国はがん登録がすごく進んでいますが、米国の食道がんの重複がんの頻度は最近でもだいたいこのくらいの数字です。

それが80年代になると22％になり、90年代になると39％にもなっています[55]。ですから、今では、食道がんが出てきたということは、ほかのがんが当然出てくるかもしれないと考えて、見張っていなければいけないということです。

なぜ、このように増えてきたのか。その理由のひとつがこれではないかと疑っています。

次の図は、久里浜医療センターに入院した**アルコール依存症患者さんの中の赤くなるＡＬＤＨ２（ヘテロ欠損型）の人の割合**です[12、86]（**図２－８**参照）。お酒に弱い人は本来アルコール依存症になりにくい、ならないと思っている人もいるかもしれません。**１９７９年にはそういう人は２・５％しかいませんでした。しかし、86年には８％になり、92年に13％、最近は15％とか16％になっています。**

何が起こったのでしょうか。昔はお酒が弱い人に「飲め、飲め」と言うような社会的な環境はなかったということです。１９７９年の2・5％の人は１９７９年に飲み始めたわけではありません。その前から長年にわたって飲んでいるわけです。ですから、アルコール依存症になる前の

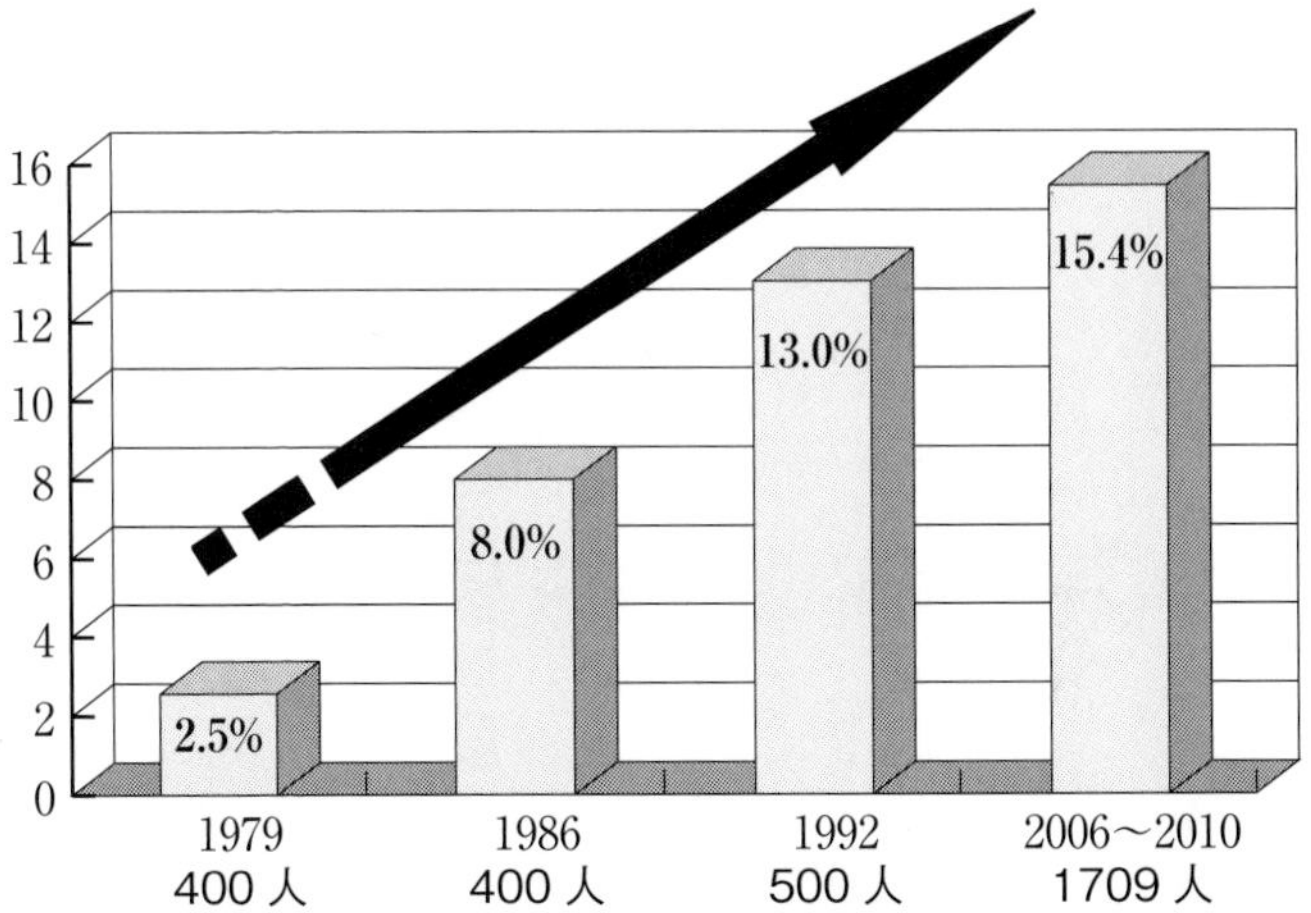

文献12（Higuchi ほか，1994），文献86（Yokoyama A ほか，2013）をもとに作成

図2-8　アルコール依存症入院患者における ALDH2ヘテロ欠損者の割合の変遷

段階のお酒の飲み方が、時代とともにずいぶん変わってきたということです。

居酒屋が増え、仕事帰りにみんなで飲んだり、忘年会、新年会、飲み会、コンパを開いたりといった飲み方が広まっていきました。それから、「イッキ飲み」させるために集団で囃《はや》すさまざまなコールがあります。お酒に弱い人にイッキ飲みをさせると、すぐ強くなってしまいます。そういったものも広まって、**本来生物学的にアルコールを忌避《きひ》するような人たちが飲むようになってきた**ということだと思います。

ちなみに、まったくアルコールが飲めない「ホモ欠損型」のいわゆる下戸の人は、アルコール依存症にならないというのが定説だったのですが、久里浜医療センターでは、この数年の間に3人の「ホモ欠損型」の患者さんがついに受診してきました。「ホモ欠損型」の生物学的バリアもう壊れつつあるのかもしれません。

こういったことが、日本人の食道・頭頸部の多発重複がん、フィールド発がんの背景として起きているのです。

唾液中には超高濃度のアセトアルデヒドが発生

健康なボランティアに集まってもらって、赤くなるＡＬＤＨ２（ヘテロ欠損型）の人と赤くならないＡＬＤＨ２（活性型）の人に、日本酒換算で1・5合くらいを飲んでもらう実験をしました[81]。

血液中のアセトアルデヒド濃度を測定すると、赤くならないＡＬＤＨ２（活性型）の人では、毒性のあるアセトアルデヒドはほとんど測定できないくらいの低レベルでした。しかし、赤くなるＡＬＤＨ２（ヘテロ欠損型）の人では、すぐに20マイクロモルを超える濃度になりました。

このときに、一緒に唾液を取るとどうなるか。唾液を一緒に取ってアセトアルデヒド濃度を測ると、赤くならないＡＬＤＨ２（活性型）の人も50マイクロモルくらい唾液の中にアセトアルデヒドが出ていました。赤くなるＡＬＤＨ２（ヘテロ欠損型）の人の場合は、80マイクロモルを超える濃度までいきました。

アセトアルデヒドの遺伝子毒性濃度というのはだいたい50マイクロモル以上になると危険といわれています。**口の中だけアセトアルデヒド濃度がＤＮＡを傷つける可能性のある濃度に届いているのです。**これはどういうことなのでしょうか。

お酒を飲んでアルコールがからだに残っているあいだじゅう、血液と体液の水分の中のアルコール濃度は同じになります。ですから、唾液の中にはアルコールが血液と同じ濃度であるのです。その唾液のアルコールを使って、口の中の細菌がアセトアルデヒドを産生します。口の中の細菌によるアセトアルデヒドが血中濃度に加算されて、口の中は非常に高い濃度になるのです。そして、それを飲み込むわけですから、口から食道にかけて高濃度のアセトアルデヒドにさらされるということになります。

アルコールもアセトアルデヒドもほとんどが肝臓で分解されますが、実はほぼすべての臓器で一部分解しています。消化管の粘膜の細胞でもアルコールを代謝してアセトアルデヒドを作っています。しかし、食道と頭頸部だけが、全臓器の中で例外的にＡＬＤＨ２の酵素をわずかしかもっていないのです。[59]

ですから食道と頭頸部には、アセトアルデヒドに最も高濃度でさらされて、それが除去できないという発がんに最も不利な細胞環境があるのです。

たどり着いた簡易フラッシング質問紙法

ここで2007年のWHO、IARCの見解をもう一度みてください。

「アルデヒド脱水素酵素欠損者における非常に多くの発がん機序に関する証拠は、アルコール飲料のエタノール代謝から発生するアセトアルデヒドが、食道がんの原因に寄与することを示している」

今度はわかりますね。赤くなるALDH2（欠損型）をもっている人は、アルコール飲料中のアセトアルデヒド、口内細菌が作るアセトアルデヒド、肝臓と食道粘膜内で作られるアセトアルデヒドに長時間高濃度でさらされ、一方、食道の粘膜内でこのアセトアルデヒドを排除できない。そのために食道がんのリスクが高くなるということです。

このときの、WHO会議で知り合いになったNIH（National Institutes of Health：米国国立衛生研究所）という米国の政府機関の研究者であるブルックスさんと共同執筆して、この現象を『PLoS Medicine』という影響力のある雑誌に出しました。[3] そうしたところ、『ニューヨーク・タイムズ』やABCニュース、CNNなど、多くのメジャーな海外のマスコミでもとりあげてくれました。

こんな遺伝子があり、それはこんな害がありますという話では、これほど反響はなかったでしょう。ところが、アルコールを飲んで赤くなる体質があって、それが危ないんですよという赤くなる体質に注目した論文だったので、すごくわかりやすいものになりました。米国には、アジア系の人たちは大勢います。それですごく注目されたのです。

それでは、飲酒で顔が赤くなるということを、どのように質問すれば、ALDH2欠損型の有無がわかるのでしょうか。ブルックスさんのところには、「私は飲酒すると左耳だけが赤くなるのですが食道がんの危険はないですか」という白人からの問い合わせがあって「one ear flushing, 片耳フラッシング」だと笑っていました。

飲酒量を指定しないで「お酒を飲むと赤くなりますか？」という質問では、赤くなると答える半分ぐらいの人が、ALDH2活性型です。[90] なぜかというと、活性型の人も2合や3合も飲めば赤くなる人が大勢いるからです。これではALDH2欠損を判定できません。

40歳以上の男性に「ビールコップ1杯で赤くなりますか？」と質問すると95％のALDH2活性型の人は赤くならないと答え、74％のALDH2欠損の人が赤くなると答えました[92]。

ビールコップ1杯程度の少量飲酒で赤くなる体質というのが非常に重要だということです。コップ4分の1だとか、2杯だとかいろいろ検討されましたが、ビールコップ1杯程度というのが一番当たるということがわかっています。

こういう質問を若い人にすると、まだ飲み始めて年数が浅く、アセトアルデヒドにからだが慣れていないので、よく当たります。しかし、中年の人たちや高齢者、あるいはすごく飲むアルコール依存症や男性の食道がんになった人たちは、アセトアルデヒドに慣れてしまっていますから、赤くなるALDH2（ヘテロ欠損型）の人でも、耐性ができてもう赤くならなくなった人がかなりいます。

そこで、たどり着いたのが「簡易フラッシング質問紙法」です[92]（**図2－9参照**）。

ここでは、2つの質問をします。

（A）現在、ビールコップ1杯程度の少量の飲酒で、すぐ顔が赤くなる体質がありますか？

> (A) 現在、ビールコップ1杯程度の少量の飲酒で、すぐ顔が赤くなる体質がありますか？
> 　　　　　　　　　　　　はい，いいえ，わからない
>
> (B) 飲酒を始めた頃の1～2年間は、ビールコップ1杯程度の少量の飲酒で、すぐ顔が赤くなる体質がありましたか？
> 　　　　　　　　　　　　はい，いいえ，わからない

現在のフラッシャー：(A) ＝ はい．
過去のフラッシャー：(A)≠はい，(B) ＝ はい．　→ ALDH2 欠損型
非フラッシャー：その他．　→ ALDH2 活性型

↓

40歳以上の人では約 90%の精度で ALDH2 欠損型を判別する。

文献 92（Yokoyama T ほか，2003）をもとに作成

図2－9　簡易フラッシング質問紙法

(B) 飲酒を始めた頃の1～2年間は、ビールコップ1杯程度の少量の飲酒で、すぐ顔が赤くなる体質がありましたか？

という質問です。この方法を最初に思いついたのは、食道がんになった患者さんに、「赤くなる体質で飲んでいるからこういうことになったのですよ」という話をしていたときでした。そうしたら、「私は赤くならないですよ」と言うわけです。ほとんどの患者さんがそう言います。赤くなりながら飲んでいるというような依存症の人はめったにいないのです。

しかし、**若い頃の話を聞くと、じんましんが出ていたとか、若い頃「郵便ポスト」とあだ名をつけられていたほど赤くなった**と言うわけです。そ

れで飲み始めた頃のことが重要なのだとわかりました。

どれくらいで顔に出なくなったのかということを思い出してもらうと、依存症になるような人たちはだいたい2〜3年で顔に出なくなっていました。

そこで、AとBの2つの質問を組み合わせることにしたのです。どちらかが「はい」だと、赤くなるALDH2（欠損型）と判定します。この前にもいくつか質問紙法を試してみましたが、これが一番当たるようです。40歳以上の人であれば、男性でも女性でも90％くらいの精度でALDH2が欠損型かどうかということを当てられます。

フラッシャー

お酒を飲んで顔が赤くなる人を、フラッシャーといっています。しかし、これはなかなか難しく、発音の仕方によって「露出狂」という意味にもなるので酔って裸になる人と間違えます。ただし、赤くなるほうは「flusher」で、露出狂のほうは「flasher」で、uとaのスペルが違います。

論文の英文校正をお願いしていた米国人から、フラッシャーという言い方はしないほうがよいと言われていましたが、最近では認知が広まり、この言葉が使われるようになっています。

エタノールパッチテストは有効か？

赤くなるＡＬＤＨ２（欠損型）を調べる有名な方法に、「**エタノールパッチテスト**」があります[40]。これは、久里浜医療センター院長の樋口進《ひぐちすすむ》先生が開発したものです。70％のアルコールをばんそうこうのようなパッチに３〜４滴たらして、７分間上腕内側に貼ります。パッチをはがしてさらに７分後に赤くなるかならないかということで判定します。

これの良さは、高校の授業でも使えるということです。若い人の肌はまだアセトアルデヒドに慣れていないので赤くなり、90％くらい当たります。非常に良い方法ですが、インターネットで検索すると、はがしてすぐに赤くなった人は、まったく飲めない「ＡＬＤＨ２ホモ欠損型」で、７分後に赤くなった人は「ＡＬＤＨ２ヘテロ欠損型」だと書いてあるものがあります。しかし、これはデマです。

エタノールパッチテストは、欠損型と活性型にしか分けることはできません。論文でもそれは検証されています[10]。ですから、すぐ見る必要はありません。すぐ見て赤くなっていれば、もう7分待たなくてもいいという時間の節約にはなります。

ただし、これは若い人ではよく当たりますが、中年以降の人や多量にお酒を飲んでいる人ではあまり当たりません。たくさん飲んでいる人はもう赤くなりませんし、逆に老人は皮膚が弱いのでアルコールで赤くなることがあります。50歳を超えると7割しか当たりませんでした[74]。アルコール依存症ではコインを投げて判定するのと同じです。すごく飲む人は、やはり遺伝子型で調べないと、本当のところはわかりません。

食道がんのリスクはフラッシングと生活習慣で決まる

次の図は、厚労省の研究班で、私が主任研究者でまとめた研究結果です[65]（図2－10参照）。国立がん研究センターなどの食道がんの患者さんと、検診を受けたがんのない人たちとで、生活習慣やアルコール代謝酵素の遺伝子型を比較したものです。

この図は1週間の総飲酒量ですが、わかりやすいように毎日飲むとして1日の飲酒量に換算し

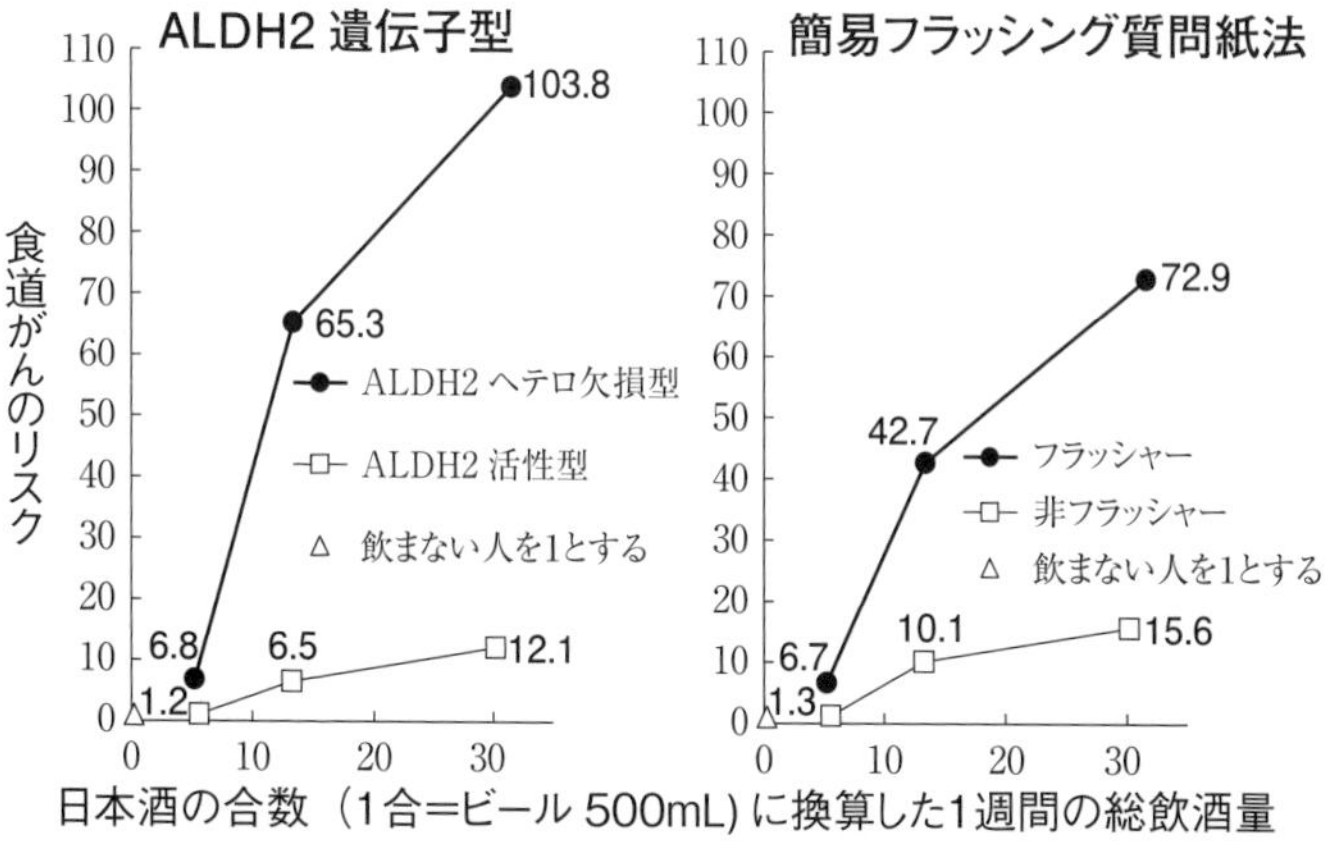

文献 65（Yokoyama A ほか，2002）と文献 92（Yokoyama T ほか，2003）をもとに作成

図2－10　ALDH2 遺伝子解析と簡易フラッシング質問紙で評価した飲酒量別の男性の食道がんリスク

て説明します。飲まない人を基準にすると、図の左（**図2－10・左**）では、**赤くなるALDH2（ヘテロ欠損型）の人で、1日の飲酒量を日本酒換算すると1・5合未満だと食道がんのリスクは6・8倍。2合ぐらいでは65倍。3合以上だと104倍になりました。**でも、赤くならないALDH2（活性型）の人なら、3合以上でも12倍にしかなりません。2合ぐらいで65倍というのはすごい数字です。

図の右（**図2－10・右**）の、簡易フラッシング質問紙法では、90％の精度なので、若干影響は薄まります。しかし、フラッシャーは、1日に1・5合未満だと食道がんのリスクは6・7倍。2合ぐらいでは43倍。3合以上で73倍になります。[92]このような簡単な質問法を組み合わせて、この人は危ないということが判定できるということがわかりました。

この研究班では女性の食道がんでも検討を行いましたが、多量に飲酒する女性でも同様の結果でした[66]。アジアの研究のメタ解析でも、**男性と女性は飲酒量が同じであれば赤くなるＡＬＤＨ２（ヘテロ欠損型）の影響は同じ**であることが示されています[58]。

この研究班では、男性の食道がんの場合、お酒を飲む人がいなければ、91％の食道がんはいなくなると推定されました。赤くなるＡＬＤＨ２（ヘテロ欠損型）の人がもともとお酒を飲まなければ、69％の食道がんは発生しなかったでしょう[65]。

それから、毎日１・５合以上飲む赤くなるＡＬＤＨ２（ヘテロ欠損型）の人が１・５合未満の飲酒者だったら、食道がんの53％が予防できたと計算されました[3]。**赤くなるＡＬＤＨ２（ヘテロ欠損型）の人はお酒を飲むなということではなく、毎日の飲酒量を１・５合未満にすると、食道がんの半数が予防できる**ということです。また、強い酒をストレートで飲む習慣がある人がいなければ、31％がんがいなくなります。前にも書きましたが、強い酒は濃いアルコール飲料であると同時に、濃いアセトアルデヒド飲料でもあります。タバコを最初から吸う人がいなければ54％、緑黄色野菜を毎日食べていれば26％、くだものを毎日食べていれば38％の食道がんは発生しなかったと推測されました（**図２－11**参照）。

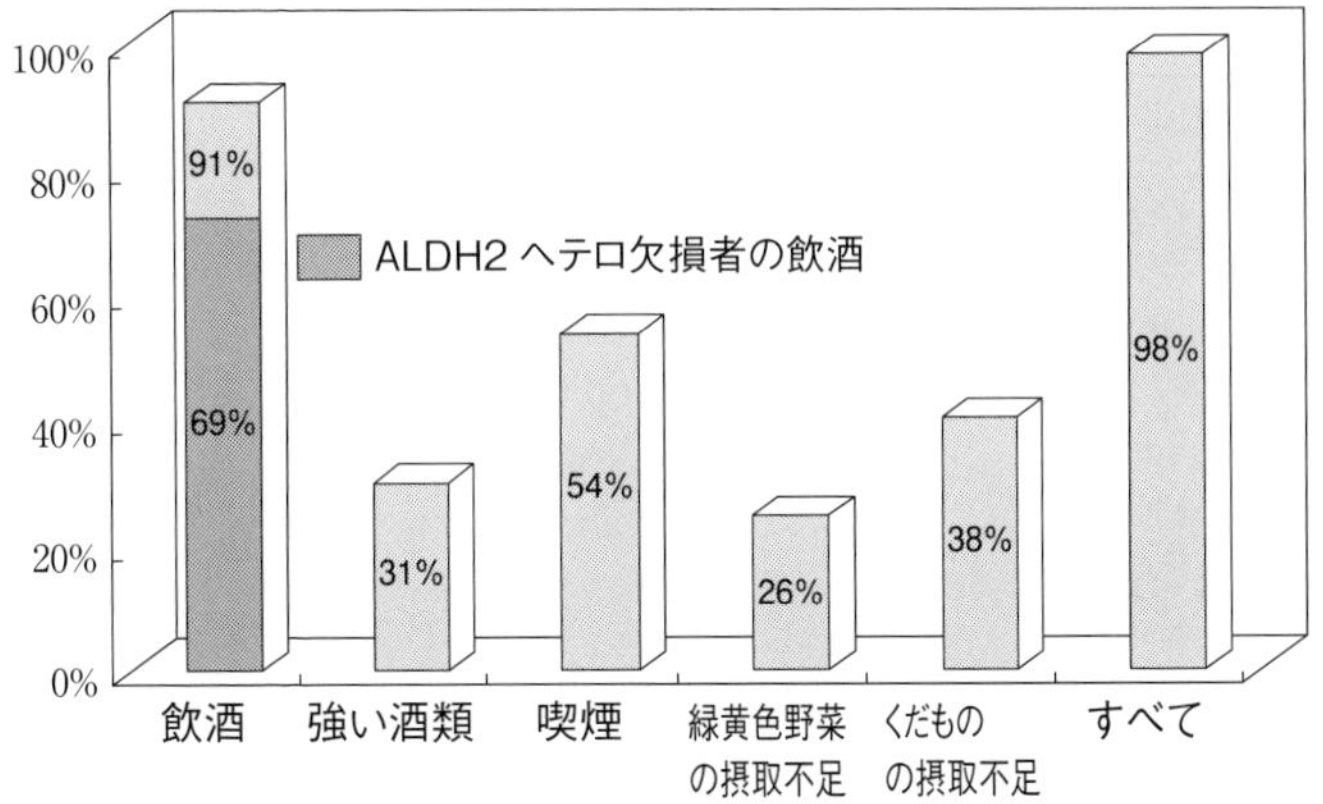

文献 65（Yokoyama A ほか，2002）をもとに作成

図２－11　男性の食道がんの原因の推定

こういう生活習慣がすべて良いほうにいけば98％の食道がんはいなくなります。生活習慣をこのように変えるとよいという説得力のある話です。

食道がんリスク検診問診票

研究班の仕事として次のような食道がんリスク検診問診票を作成しました[93]（図２－12参照）。がんのない人の背景因子も食道がん患者さんと同様に評価していたので、がんがまだない人でも、発がんリスクを評価できると考えたのです。久里浜式アルコール症スクリーニングテストという質問項目に点数をつけて依存症のリスクを評価する方法があったので似たものができないかと考えたのです。研究班の解析担当である弟の横山徹爾に話すと、それは健康リ

食道がんリスク検診問診票

危険因子

簡易フラッシング質問紙法*の結果と飲酒量		点数	
フラッシングに関係なく			
Never/rare	(<1 合日本酒換算/週)	0	A
非フラッシャー (A, B のいずれも「はい」ではない)			
Light	(1〜8.9 合/週)	1	
Moderate	(9〜17.9 合/週)	5	
Heavy	(18+ 合/週)	6	
禁酒した		7	
現在または過去のフラッシャー (A, B のいずれかが「はい」)			
Light	(1〜8.9 合/週)	4	
Moderate	(9〜17.9 合/週)	9	
Heavy	(18+ 合/週)	10	
禁酒した		8	
強いお酒をストレートでよく飲みますか?			
	はい	3	B
	いいえ	0	
喫煙 30 pack-years 以上			
	はい	2	C
	いいえ	0	
緑黄色野菜をほとんど毎日 (週 5 日以上) 食べますか?			
	はい	0	D
	いいえ	1	
くだものをほとんど毎日食べますか?			
	はい	0	E
	いいえ	1	

総点数=A+B+C+D+E

⇩

食道がんリスクが高い得点	
超高リスク	11 点以上
69 歳以下	9 点以上
70 歳以上	8 点以上

*簡易フラッシング質問紙法は図 2−9 (59 ページ) 参照
文献 93 (Yokoyama T ほか, 2008) をもとに作成

図 2−12　食道がんリスク検診問診票

スク評価モデルといって疫学の世界ではよくやる手法だといって作成してくれました。この食道がんリスクを点数で評価できる問診票は久里浜医療センターのホームページに掲載されて、ダウンロードもできます。

まず、先ほどの簡易フラッシング質問紙法で、フラッシャーかどうかということを分けます。そして、日本酒換算で週の飲酒量。強い酒をストレートで飲むかどうか。喫煙は30 pack years以上かどうか。緑黄色野菜をほとんど毎日食べるかどうか。くだものをほとんど毎日食べるかどうか。こうした質問で点数を出します。

この食道がんリスクの問診票について、ときどき質問されることがあるのですが、禁酒した人の点数がなぜ高いのかという点です。これは、禁酒した人には、以前は健康問題が発生するほど飲んでいた人が多いため、飲んでいたときに食道がんの芽のようなものがすでにできている可能性もあるためです。前に述べたシック・キッター効果（病気でやめた効果）です。

11点を超える人は、超高リスクです。69歳以下は、9点以上でリスクが高く、70歳以上は8点以上でリスクが高いと判定します。

この11点以上は、がんのない人たちの得点の上位10％群になるのですが、下位25％群の83倍の相対危険度の超高リスク群です。50～60歳代男性の食道と下咽頭がんの患者さんの約6割が11点

以上でした。そして、50〜60歳代男性の検診で1〜2%に食道がんが見つかると推定されました。[67, 93]

最近は内視鏡検査が胃がん検診の方法として推奨されて、従来のバリウム検診の2倍の頻度の0・4%超の人に胃がんが見つかるとされています。血液でペプシノゲンを測定して、ピロリ菌による胃粘膜の萎縮の程度を判定する胃がんリスク検診（ABC検診）も広まっています。内視鏡検査を受ける人がすごく増えている理由のひとつに、ピロリ菌の除菌療法が保険適応になったこともあるでしょう。胃がんの主な原因は、塩とタバコと胃の中のピロリ菌感染で胃粘膜が萎縮することです。ピロリ菌を除菌するとそのリスクが下がることがわかってきています。

この内視鏡検診のときに、食道がんリスク検診問診票の点数の高い人は胃がんよりも食道がんが見つかる確率のほうが高いと推測されます。内視鏡検査を受ける前に、内視鏡医にぜひ点数が高いことを伝えてください。気合を入れて見てくれるでしょう。

東京都がん検診センターなどさまざまな内視鏡検診施設でこの問診票を検診前に記入してもらったところ、11点以上の人では5・17%に食道がんが見つかりました。[76] 11点未満の0・67%の7・7倍です。年齢別に区切ったものでは、69歳以下の9点以上、70歳以上の8点以上の人では、3・56%に食道がんが見つかり、それ未満の人の0・47%の7・6倍でした。バリウム検診で異常の見つかった人の2次検診も含まれているので、全体の食道がんの頻度が高くなっていますが、この内視鏡検診の結果からも、食道がんリスク検診問診票が役立つことがわかります。

こういった方法で危ない人が内視鏡検診を受ければ、早期発見ばかりでなく、それをきっかけに生活習慣を見直して食道がんを予防できるかもしれません。

第3章

宴会の翌日に酒臭くなる人とならない人

アルコール依存症になりやすい運命の遺伝子があった

ここからは、この本を読む一般の人のほとんどが初めて聞く話ではないかと思います。

宴会の翌日に酒臭い体質の人は、アルコール依存症と食道・頭頸部がんになりやすい

ということです。

宴会の翌日に酒臭いというのは、自分で遅くまでたくさん飲んでいるのだから自業自得ではないかと普通は思います。本人の問題、自由意志の問題で、しょうがない人だねという話になるわけです。でも、ここに「体質」と書きました。**体質というからには、本人が選んだ選択ではない**のです。

今まで述べてきた赤くなるＡＬＤＨ２（欠損型）に関しては、赤くなるということが目に見えてわかるので、本人も実感できるし、まわりからも指摘されます。ＡＬＤＨ２という２型アルデヒド脱水素酵素の話は有名で、多くの人が知っていると思います。

ところが、ＡＬＤＨ２と同じぐらい、アルコール依存症や酒飲みの運命に影響している別の酵素があるのです。それは、**アルコールそのものを分解する酵素**です。**今まではアセトアルデヒドを代謝する酵素**の話をしてきました。**今回は、アルコールを代謝するアルコール脱水素酵素１Ｂ（ＡＤＨ１Ｂ）**の話です。アルコール脱水素酵素にもいろいろな種類があります。その中で主要な働きを担っているのが、この**ＡＤＨ１Ｂ**です。

この酵素のアミノ酸の１カ所がアルギニンだと遅い代謝、ヒスチジンだと速い代謝になるというように、このアミノ酸１個の違いで酵素の性質がガラッと変わります。今度は酵素活性の欠損でなく、活性が低くなり、遅い代謝になるということです。

遅い代謝の人の場合は、たくさん飲めば、酒が残って翌日酒臭いという現象が起こります。しかし、これは飲酒実験では証明が困難です。研究者が行う飲酒実験は倫理委員会の承諾などが必要で、実験の安全性から普通は日本酒換算１合前後で、飲んでも２合くらいが上限です。５合を連日で飲ませるなんていう飲酒実験はできません。ですから、日常生活の中でたくさん飲んだ日の話と考えてください。

今回もＡＬＤＨ２と同じように、わかりやすくするために、以下、たくさん飲んだ翌日に酒臭い、遅い代謝のＡＤＨ１Ｂの人は「**遅い代謝のＡＤＨ１Ｂ**」、酒が残らないですっきりしている速い代謝のＡＤＨ１Ｂの人は「**速い代謝のＡＤＨ１Ｂ**」と表現していくことにします。

これまで赤くなるのはＡＬＤＨ２欠損型が原因という話をしてきましたが、遅い代謝のＡＤＨ１Ｂの人では、赤くなるＡＬＤＨ２（ヘテロ欠損型）をもっていても赤くなりにくいという不思議なことが起こります。実は、赤くなるという現象は、この２つの酵素の組み合わせによって決まっているのです[90]。

アルコールをゆっくり分解すると、アセトアルデヒドがゆっくり出てきます。この出だしがゆっくりだと、赤くなりにくいのです。しかし、飲んでからしばらくすればＡＬＤＨ２ヘテロ欠損者ではＡＤＨ１Ｂに関係なく高濃度のアセトアルデヒドがからだにたまります。

これはどういうことなのか。子供はびっくりしたり恥ずかしかったりするとすぐ赤くなります。でも、大人が赤くなるというのは社会的に不利でみっともないと感じる人もいるでしょう。気持ちを読まれてしまうとあせる人もいると思います。ですから、成長に伴って赤くなるような刺激が来たときに、すぐに赤くなる回路をシャットダウンできるようなからだの仕組みが発達していきます。

ＡＬＤＨ２ヘテロ欠損者では、アセトアルデヒドがゆっくり出てくると、アセトアルデヒドが出てきたぞということで、赤くならないようにからだがすぐに身構えてしまうのです。でも、速い代謝だと、アセトアルデヒドが突然ドッと出てきて、不意打ちなので、身構える間もなく赤くなってしまうのです。

一番赤くなりにくく、翌日も酒が残る。つまり、**赤くならないＡＬＤＨ２（活性型）と遅い代謝のＡＤＨ１Ｂという組み合わせ。これがアルコール依存症に一番なりやすい運命の遺伝子なのです。**

赤くなるＡＬＤＨ２（欠損型）、赤くならないＡＬＤＨ２（活性型）というのは、運命の遺伝子といっても、自分の飲酒体験でだいたいわかっています。多くの場合、遺伝子を調べなくてもわかります。しかし、遅い代謝のＡＤＨ１Ｂか速い代謝のＡＤＨ１Ｂかは、遺伝子を調べなければわかりません。

遅い代謝のＡＤＨ１Ｂをもった人は日本人全体では５〜７％いると報告されています。このくらいしか日本人の中にはいません。しかし、**アルコール依存症になった人では、30％前後がこの遺伝子をもっています。**遅い代謝のＡＤＨ１Ｂをもっていて酒が残る人は、アルコール依存症になりやすい珍しい人なのかというと、そうではありません。白人や黒人の全体でみると、90％以上の人が遅い代謝のＡＤＨ１Ｂをもった人たちです（**図３-１**参照）。

アジア以外の先進国では、アルコール依存症がすごく大勢います。米国人では、アルコール依

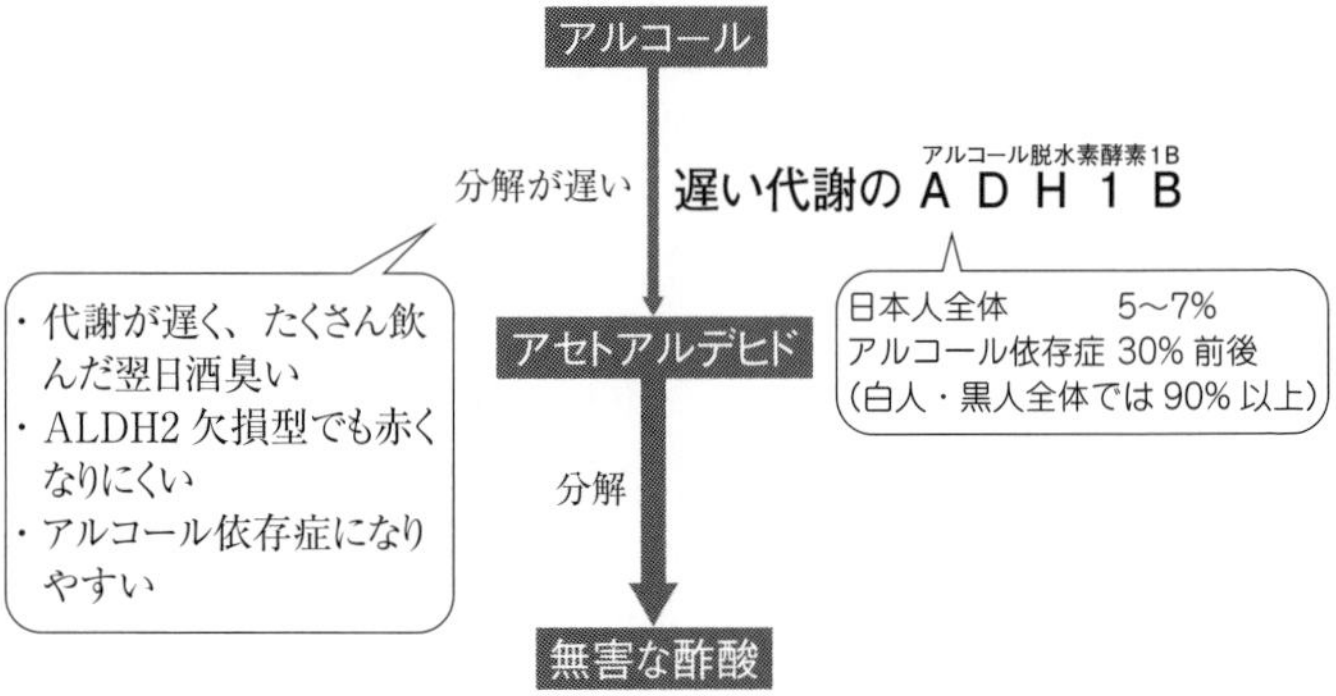

図３－１　アルコール代謝と遅い代謝の ADH1B

存症が5～10％いるといわれています。日本人は男性で現在アルコール依存症の人が1％。過去にアルコール依存症だった人を含めても2％くらいしかアルコール依存症はいません。女性では男性の10分の1とさらに稀です[43]。

　こんなに差があるのはなぜなのか。日本人の場合は、人口の半分弱が赤くなるＡＬＤＨ２（欠損型）ですから、アルコールに弱いということがあります。そしてもうひとつ、**圧倒的に大多数の日本人が、アルコールがどんどん抜けて酒が残らない速い代謝のＡＤＨ１Ｂをもっている**からなのです。

速いアルコール代謝はアジア人の特徴

　速い代謝のＡＤＨ１Ｂの人たちは、地球上のどこにいるのでしょうか。リらの報告によると東アジアから東南アジアにかけて際立って多くみられます[28]。また、シルクロードの影響かもしれませんが、イランにも結構こういう人たちがいます。でも、基本的にこれは**東〜東南アジアの人たちの特徴**です。

これは、酒の飲み方の違いにもすごく影響していると思われます。

アジアの人たちは、夜遅くなって、みんなで飲みます。それで、グデングデンに酔って帰ります。終電車の中は酒臭いですよね。でも、翌朝、職場に行ってみると、酒臭い人はあまりいません。

でも、これを欧米の人たちがやったらどうなるか。次の朝職場に来ると、１００人中90人以上が酒臭い人たちになります。もう仕事になりません。だから、昼間飲んでパーティーをやっても、夜は早めに終わる。それから、アルコールに対する社会的な態度も全然違います。コマーシャルは多くの国で禁止です。路上で酔っぱらっていると、警官が来ます。

ＡＡ（アルコホーリック・アノニマス）という回復をめざすアルコール依存症の人たちの集まりがあります。日本では断酒会が有名ですが、ＡＡは匿名《とくめい》を条件としてアルコール依存症の人が集まって互いに助け合う活動をしています。町の教会をはじめ、いろいろなところにあります。海外では、このＡＡが大量のコマーシャルを流し、アルコールを飲まないように啓蒙しています。それでも、アルコール依存症になる人がすごく多いのです。

バブルの頃の日本を外国人がみたら、日本人はアルコール依存症だらけで、これで社会はちゃんと機能しているのかと思ったのではないでしょうか。夜の繁華街に行くと、大勢の人が遅くまで騒いでいましたし、ゲロを吐いている人たちもいました。でも、日本の大多数の人たちは、赤くなるＡＬＤＨ２（欠損型）と翌日すっきりする速い代謝のＡＤＨ１Ｂの２つの遺伝子のおかげで、アルコール依存症から守られています。そのために、**アルコールに非常に寛容な文化ができたの**ではないかと思います。

グローバル化が進んで非アジア型の酵素をもった人が国内でも増えています。「郷に入っては郷に従え」のことわざどおりに、非アジア型の酵素をもった人が、日本の飲酒習慣にとりこまれてしまうと、依存症になるリスクがとても高くなります。この知識は非アジア型の人にはとても大事です。

飲酒と喫煙がセットの習慣の人が多く、飲酒の文化というのは、喫煙の文化とも連動しています。アルコールだけに寛容で、タバコには厳しくというのはバランスが悪いと感じる人もいるでしょう。タバコへの対策が、日本は先進国の中でも際立ってゆるかった文化的背景にもアルコール代謝酵素が関係しているのかもしれません。

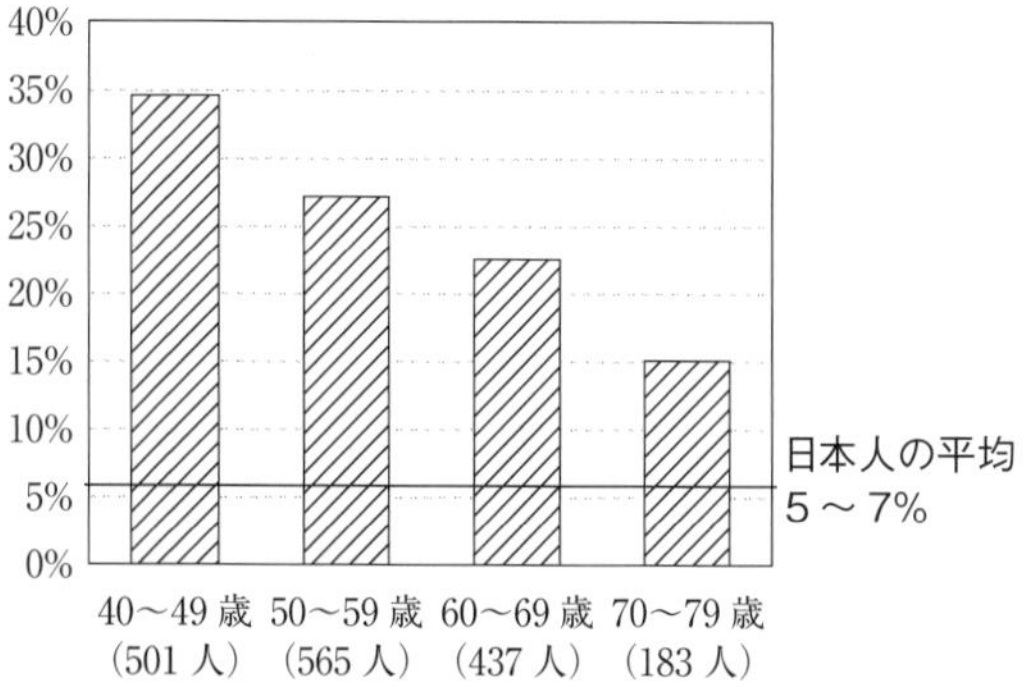

文献86（Yokoyama Aほか，2013）をもとに作成

図3－2　アルコール依存症患者で代謝の遅いADH1Bをもつ人の割合

遺伝子でアルコール依存症に選ばれてしまった人たち

日本人のアルコール依存症患者さんで、白人・黒人と同じ非アジア型の遅い代謝のADH1Bをもつ人たちの割合はどうでしょう。久里浜医療センターのアルコール依存症の男性1686人を調べた2006年以降の最近のデータがあります[86]。

日本人の遅い代謝のADH1Bの人たちの割合が平均で5～7%なのに対して、アルコール依存症の男性では40歳代では35%もの高い割合です。30歳代もだいたい同じくらいです。加齢とともに減っていきます（**図3－2**参照）。

70歳代のアルコール依存症の人は、多くは定年退職後にアルコール依存症になった人たちです。一人になったり、仕事がなくなったり、いろいろなストレスなどの環境要因の影響が強くなるので、遺伝子の影響は弱くなりますが、それでも一般の人の倍以上の15％の頻度です。70歳代の人たちもこの遺伝子の影響をまぬかれていないのです。

アルコール依存症に対しては、昔から自業自得の病気だという考え方があり、いまだに偏見があります。自分で選んだ病気ではないかということで、酒臭い状態で病院なんかに来たら追い返すというような態度で臨む一般病院もあるといわれています。

しかし、これまでのことがわかってみると、日本人はお酒に対して大多数の人が遺伝的に守られ、アルコールに寛容な社会ができあがって、その中でこうした白人・黒人型の酵素をもった人たちがアルコール依存症に選ばれてしまったという考え方ができると思います。日本の飲酒文化の犠牲者ともいえます。

自分のせいでなった病気ではなく、じゅうぶん同情すべき病気であるということです。本人からしても、何でオレだけという気持ちや何が悪かったのかという気持ちが、酵素の遺伝子型を知ることで、ああこういうことだったのかと納得できる部分もあるわけです。

お酒をたくさん飲むと、アルコールの分解が速くなる

アルコール依存症では、アルコールの分解速度が速くなることが知られています。**お酒をたくさん飲む人は、アルコールの分解が速くなります。**少し難しい話になります。ここまでは、アルコールはアルコール分解酵素で分解して、アセトアルデヒドになり、アルデヒド分解酵素で酢酸になるというシンプルな流れを説明してきました。

ここにもうひとつ、酔っぱらったときの高い血中濃度でアルコールを分解するミクロソームエタノール酸化系（通称ＭＥＯＳ《メオス》）という酵素群が加わります。その主役はＣＹＰ《シップ》２Ｅ１という酵素です[29]。これもアルコールを分解します。

お酒をいくら飲んでもＡＤＨ１Ｂは増えません。でも、お酒を習慣的にたくさん飲んでいるとＣＹＰ２Ｅ１は増えてきます。**ほろ酔いのときにはＡＤＨ１Ｂが主にアルコールを分解しますが、酩酊《めいてい》の高濃度のときにはこのＣＹＰ２Ｅ１が働きます。**

ですから、お酒をたくさん飲んで、高いアルコール濃度で酔っぱらっているときは、この酵素がガンガン働いてアルコールの分解が速くなります。逆に、お酒をたくさん飲んでいると、肝臓

が弱ってALDH2の酵素の働きが悪くなるということもわかっています。つまり、アセトアルデヒドをどんどん作って、その分解がまにあわないということが起こります。その結果、**アルコール依存症の人ではアルコールの分解は速く、アセトアルデヒドの血液中の濃度が高くなります。**

ほろ酔い濃度のときと、酩酊期の濃度で、アルコールの分解スピードを測定してみました。酒臭い状態で病院に来たアルコール依存症の患者さんにお願いして、時間をあけてアルコールの濃度を測定して、時間あたりどれくらいのスピードで分解するかを計算しました。結果は、予想どおりで、ほろ酔い濃度よりも酩酊期のほうが、37%も速いスピードでアルコールを分解していました。しかも、報告されている一般の人のほろ酔い濃度の時の2倍のスピードでした[64]。

一般の人というのは個人差が大きいですが、ビール500ミリリットル1缶程度の飲酒実験から、体重×0・1グラムが1時間に分解するアルコール量の平均とされています[34]。しかし、毎日すごく飲む人の場合はどれくらいの濃度のときにどれくらいのスピードで分解するかというのは一言では言えません。

アルコール依存とともに、アセトアルデヒド依存に

アセトアルデヒドの体内濃度は超微量でその測定を正確に行える研究施設はごく限られていました。赤くなるALDH2欠損者の飲酒と食道がんの関連が注目されだした頃、サントリー研究センターの諏訪芳秀《すわよしひで》チーフサイエンティスト（当時）から共同研究をしたいと申し込みを受けました。サントリーはかなり以前から全国のアルコール性臓器障害の研究グループに研究費を提供していることで知られていましたが、直接の共同研究の話には驚きました。経営首脳からはどんな悪い結論が出てもいいから、久里浜医療センターとの共同プロジェクトに参画してこの問題を研究してくれと言われたそうです。アセトアルデヒドの測定ができればいろいろな研究ができると考えていたのでこんな幸運はないと思いました。飲んで受診したアルコール依存症の患者さんの血液や唾液のアセトアルデヒドを測定したり、代謝速度を測定したりするなどの共同研究が始まり、多くの重要な発見がありました。さらにいろいろな大学の研究者との共同研究の橋渡しもしてもらいました。

赤くならないALDH2（活性型）の人は、アセトアルデヒドを分解する働きが強いので、普通はアセトアルデヒドがからだにたまりません。しかし、アルコール依存症の人では、赤くならないALDH2（活性型）をもっていても、アセトアルデヒドはかなり高濃度でからだにたまっていることがわかりました。[82]

たくさん飲んでいるとアルコールを分解するもうひとつの酵素CYP2E1も増えて、たくさんのアルコールを分解しつづけるのでどんどんアセトアルデヒドができてきます。一方、肝臓が弱ってALDH2の働きが悪くなって、たまったアセトアルデヒドを処理できなくなってしまいます。そのため、赤くならないALDH2（活性型）をもっている人でもアセトアルデヒドがからだにかなりの高濃度でたまるのです。

アセトアルデヒドというのは、からだに不快な反応を起こし、飲酒のブレーキになります。不快な反応というのは前に述べた「フラッシング反応」です。頭痛がする、吐き気がする、眠気が起こる。だれでもそんなものいらないよというかというと、そうでもないのです。顔が赤くなるのは、決して不快ではありません。恥ずかしいだけで、外見上よろしくないというだけでしょう。

アセトアルデヒドには、正反対の作用もあるのです。それは多幸感（オイフォリア）です。それから、アセトアルデヒドは気分を大きくする力もあります。**不快な反応が片方にある一方で、気分を大きくしたり、幸せな気持ちを高めたりするという作用ももう片方にあるのです。**ですから、不快な反応に対してからだが慣れてしまうと、多幸感だけが残ります。赤くなりながら嫌なことを忘れてはしゃいだり、ボーッとしたりできるのです。

飲酒運転のときに運転能力がどれくらい低下するのかというのを調べた研究があります。精神運動パフォーマンステストで調べたのですが、同じアルコール濃度でも、アセトアルデヒドが残る赤くなるALDH2（ヘテロ欠損型）の人のほうが精神運動パフォーマンスはしっかり落ちていました。[22] つまり、アセトアルデヒドには、運転能力を落とすぐらい現実を忘れさせてくれるという危険な力があるのです。

動物実験では、実際にアセトアルデヒド依存症の動物が作られています。ですから、**アルコール依存症の人は、実はアルコール依存とともに、アセトアルデヒド依存になっているのではないか**ということが疑われています。

遅い代謝のADH1Bの人たちは翌日も飲酒運転濃度を超えている

久里浜医療センターでは、初診外来では必ずアルコール濃度を測ります。そして、最終飲酒は何時ですかということも聞くわけです。これは、離脱症状が出るか出ないかというのを考えるうえですごく重要な情報です。採血の時間はだいたい決まっていますので、だいたい飲酒後何時間経っているかがわかります。

初診外来のアルコール依存症の805人の調査[87]（**図3－3参照**）では、飲み終わってまだ時間があまり経っていないときは血中のアルコール濃度が高いわけです。飲酒運転の濃度も大勢の人が超えています。時間が経つと急速に濃度が下がってきます。アルコール濃度が高いときはCYP2E1が働いていますが、12～24時間経つと、ADH1Bが主として働きだすほろ酔いの濃度まで落ちてきます。

ここで遅い代謝のADH1Bの人では、アルコール代謝に急ブレーキがかかります。ですから、12～24時間経っているのに、遅い代謝のADH1Bの人たちの4割は飲酒運転濃度を超えているということが起こるのです。速い代謝の人は、この時間になるとたいがいの人は酒が抜けています。

遅い代謝のADH1Bの人たちが車を運転して大丈夫な時間は、前日の夜に日本酒換算5合くらい飲む人だと、次の日の昼ではないのです。夕方でも危ないです。**場合によってはもう1日経った2日目の朝だったら大丈夫。そのくらい遅い代謝のADH1Bの人たちには飲酒運転する危険があるの**です。

米国では、「アルコール乱用」という概念が精神科の考え方として、診断名に入っていました。アルコール依存症の人は大勢いますが、その前の段階のアルコール乱用の人も大勢います。

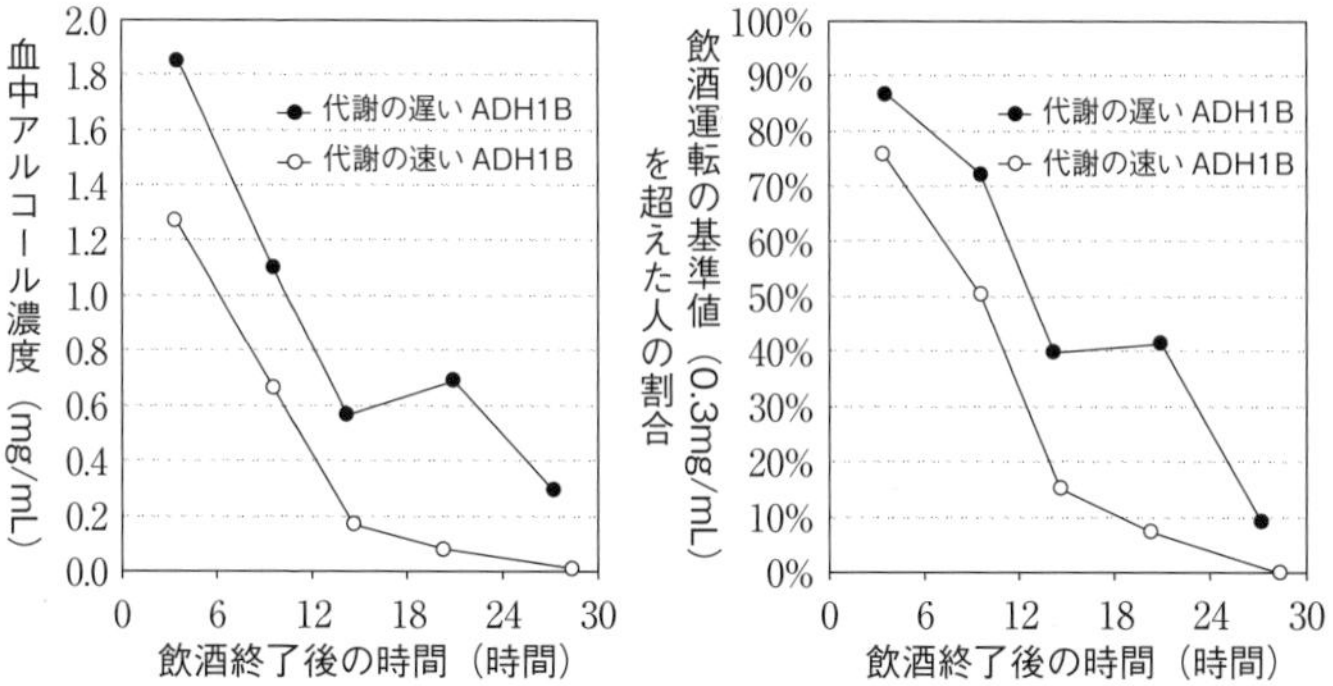

文献87（Yokoyama A ほか，2014）のデータを再解析して作成

図3-3　アルコール依存症患者805人の初診外来での血中アルコール濃度とADH1B遺伝子型

「アルコール乱用」を入れた目的は飲酒運転がものすごく多いからです。車がなければどうにもならないという社会ということもありますが、白人も黒人も遅い代謝のADH1Bで酒が残るのです。たくさん飲んでしまうと、翌日も酒臭いわけです。

日本では飲酒運転でつかまった人の半分はアルコール依存症の疑いがあると報告されています。学校の先生がお酒を飲んだ次の日、時間が経ってもう大丈夫だと思って運転してつかまったということも起きています。飲酒運転でつかまる人の背景にも酵素が影響しています。

飲酒運転

警察の検問では、呼気中のアルコール濃度を測定して、酔いの程度を調べています。違反となるのは、呼気1リットル中0・15ミリグラム以上です。これを血液中のアルコール濃度に置き換えると、血液1ミリリットル中0・3ミリグラム以上ということになります。

図3－3の右の図は、この濃度を超えている人の割合です。

酒臭さは、がんのもと

赤くなるALDH2（ヘテロ欠損型）は、高濃度のアセトアルデヒドにさらされるので、食道がん・頭頸部がんのリスクが高くなると前に述べました。

これは、遅い代謝のADH1Bの人にも当てはまります。アルコール依存症の患者さんの飲酒翌日の唾液のアセトアルデヒド濃度を調べると、遅い代謝のADH1Bの人のほうが、速い代謝のADH1Bの人よりも唾液のアセトアルデヒド濃度はかなり高くなっています[82]。

遅い代謝のADH1Bの人は、アルコールが唾液に残っています。そして、唾液の中で、常在細菌がアルコールを使ってアセトアルデヒドを作るので、遅い代謝のADH1Bの人の食道や咽頭は、長時間にわたって高濃度のアセトアルデヒドにさらされることになります。だから**遅い代謝のADH1Bの人は、同じように飲んでもやはりアセトアルデヒドによる発がん性が強く出る**のです。

アジアの研究のメタ解析では、**遅い代謝のADH1Bの人は、毎日ビール500ミリリットル3缶相当以上飲む多量飲酒者の場合、速い代謝の人よりも食道がんのリスクはさらに3倍高くなる**ということが報告されています[58]。

まとめると、遅い代謝のADH1Bの人は、アルコールの分解が遅いので、翌日も酒臭い。口の中の細菌もアセトアルデヒドを作るので、唾液の中のアセトアルデヒドの濃度が高い時間がすごく長くなります。そのために、食道・咽頭がんにもなりやすいということが起こるのです（**図3−4参照**）。

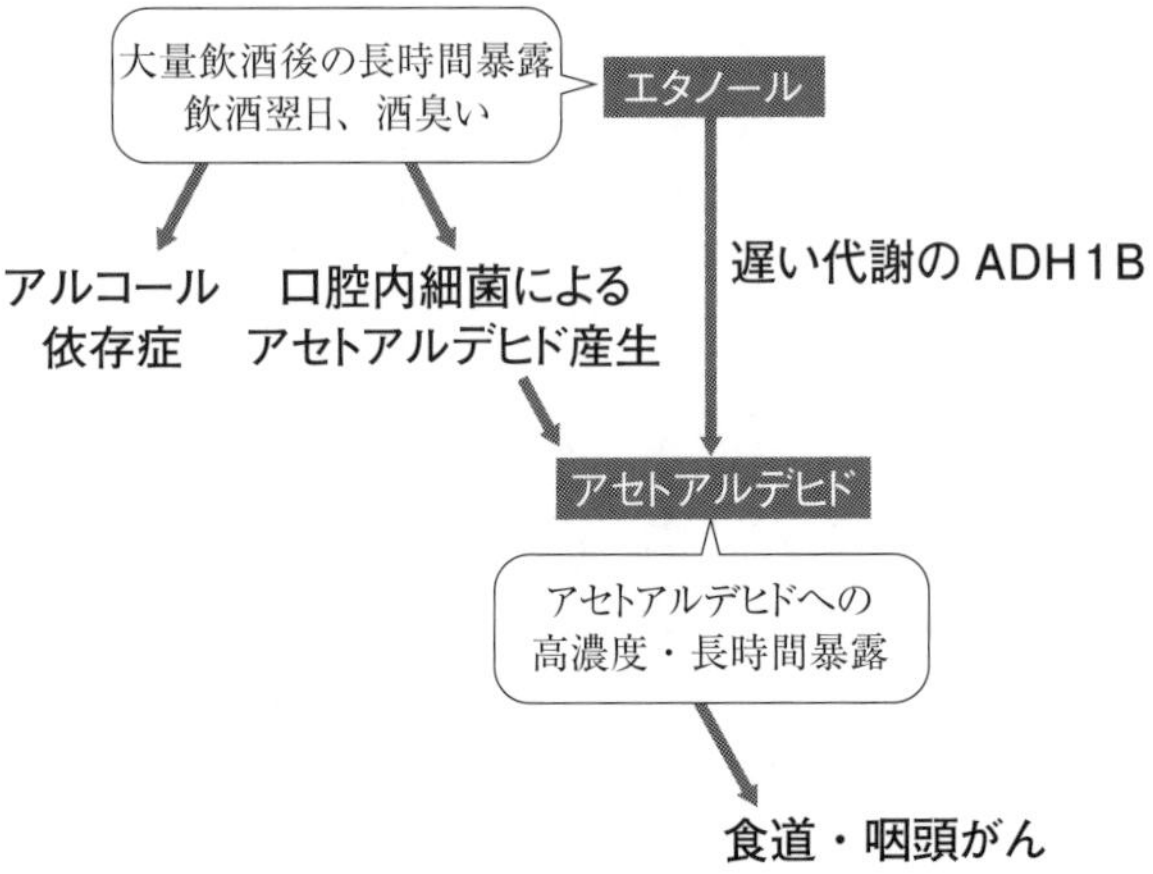

図３−４　遅い代謝の ADH1B、食道がん・咽頭がん、アルコール依存症の関係

自分が強い体質だと思っている「隠れ下戸」が一番危ない

遅い代謝のＡＤＨ１Ｂの人では、ゆっくりアセトアルデヒドが作られるので、赤くなりにくいということを前に述べました。赤くなる反応つまりフラッシング反応が、弱かったり、起きなかったりします。

フラッシング反応を遺伝子型の組み合わせ別にみると、次の図のような差があります[92]（**図３−５**参照）（フラッシャー＝赤くなる人。60ページ参照）。

赤くならないＡＬＤＨ２（活性型）の人は、88％の人が昔も今もビールコップ１杯で赤くなったことなどない人です。逆に、赤くなるＡＬＤＨ２

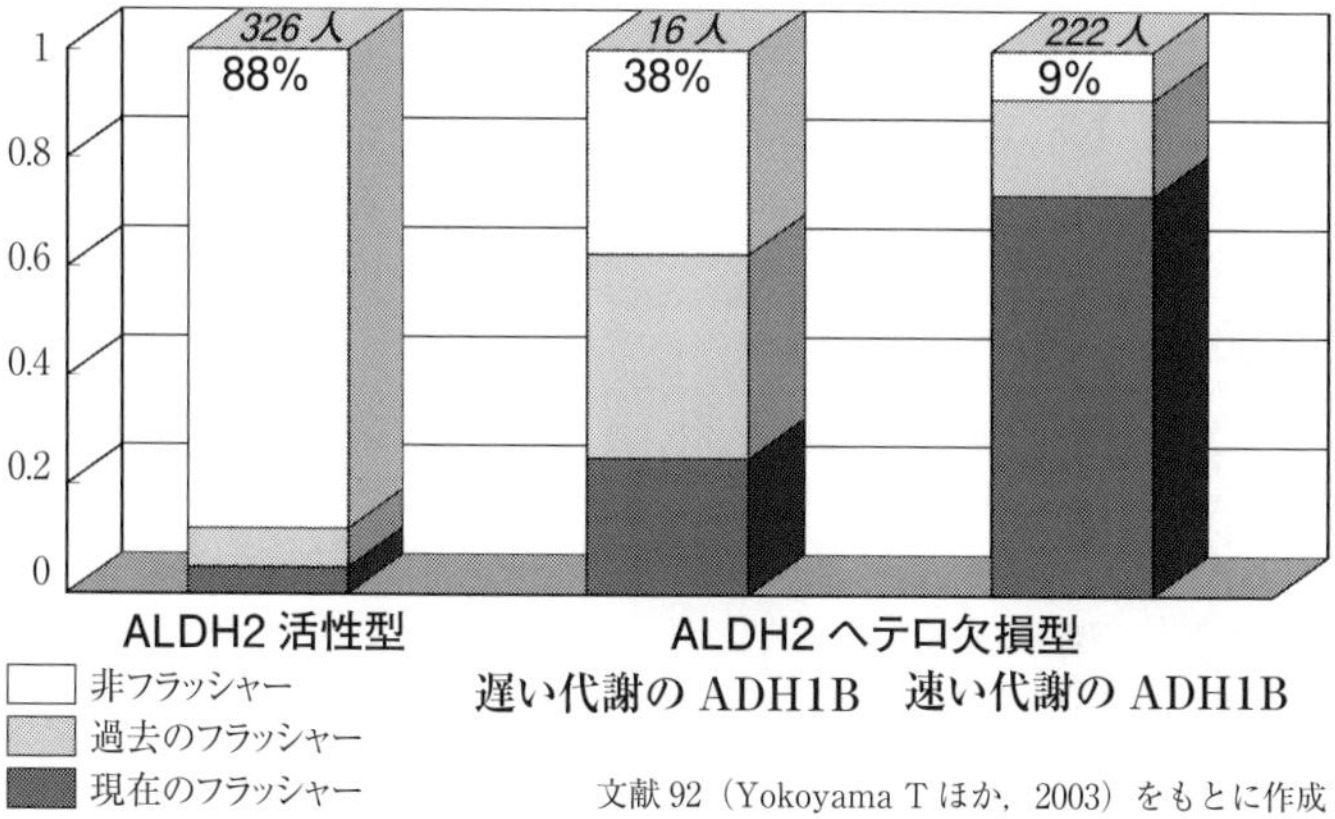

文献92（Yokoyama T ほか，2003）をもとに作成

図3－5　フラッシング反応とALDH2/ADH1B遺伝子型（男性）

（ヘテロ欠損型）で速い代謝のADH1Bをもっている人は、今も赤くなる人が多く、赤くなる体質がもともとなかったという人は9%しかいません。簡易フラッシング質問紙法で9割は当たると述べましたが、今も赤くなる人と、昔は赤くなる体質があったという人を入れると、9割で当たっています。

　しかし、真ん中（**図3－5・中央**）のグラフを見てください。赤くなるALDH2（ヘテロ欠損型）でアセトアルデヒドはたまるのですが、遅い代謝のADH1Bでアセトアルデヒドがゆっくりできる人たちです。赤くなる反応が弱い、あるいは消えやすいので、現在も赤くなるという人は2割くらいしかいません。**このタイプの人はアセトアルデヒドに長時間高濃度で暴露されているにもかかわらず、4割近い人が赤くならないので、自分が強い体質だと思っています。**実は、こ

の人たちが一番食道がんになりやすいのです。

赤くならないから、自分がお酒に強い体質でアセトアルデヒド分解も速いし、大丈夫だと思っている人の中に、一番危ない「隠れ下戸」の人が少数います。それは、赤くなる体質という現象が、この2つの酵素の組み合わせによって起きているからです。

フラッシングの強さが飲酒量を決める

赤くなるＡＬＤＨ２（ヘテロ欠損型）の人がお酒を飲むか飲まないかは、どの程度赤くなるかで決まります[92]。今も赤くなる人は週平均でビール５００ミリリットルを２缶相当。昔は赤くなったけれど、もう赤くならなくなっている人は週平均で８缶相当。昔から赤くならないという人は13缶相当を飲んでいます（**図３－６参照**）。このように飲むか飲まないかは、赤くなる程度と関係しているのです。

食道がんのリスクが２００～４００倍!!

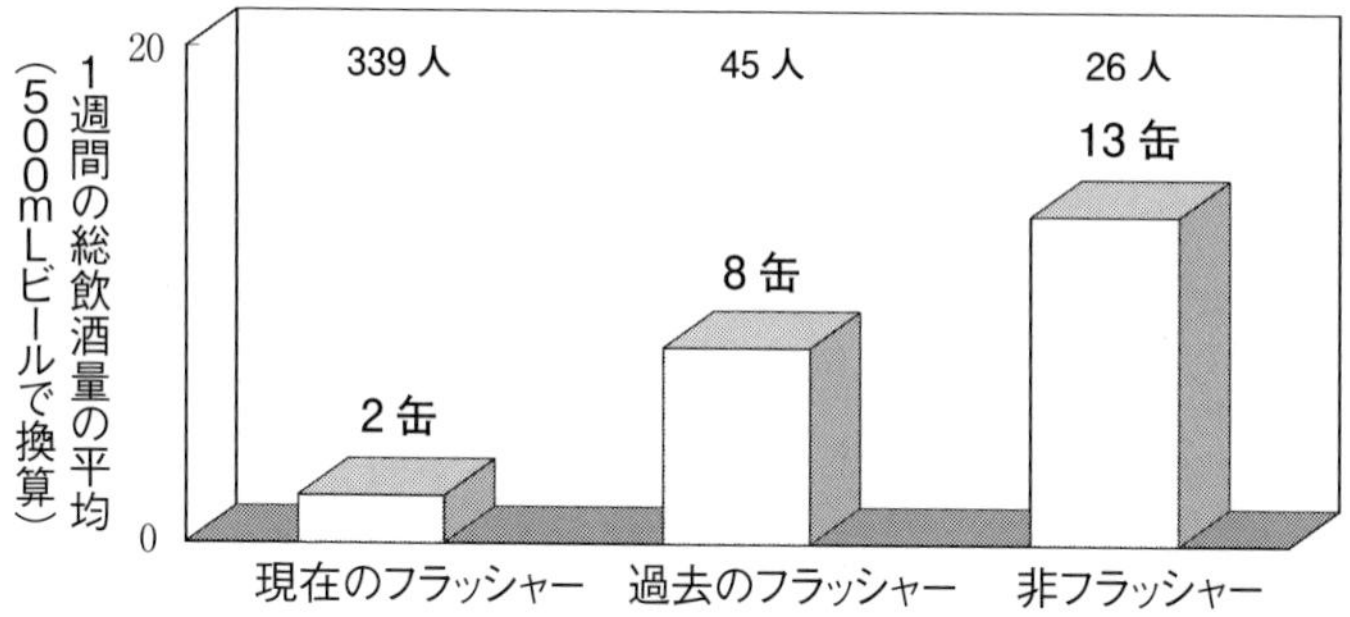

文献92（Yokoyama T ほか，2003）をもとに作成

図３－６　ALDH2ヘテロ欠損者のフラッシング反応と飲酒量（健常者）

アルコール依存症男性の場合は、**赤くなるＡＬＤＨ２（ヘテロ欠損型）と遅い代謝のＡＤＨ１Ｂの組み合わせをもっていると、食道・頭頸部がんのリスクがすさまじく高まります。**

この組み合わせは、いずれの酵素型でもない人に比べて、**頭頸部がんで１２０倍、食道がんで40倍**というすごい数字を報告しました[75]。これも初期の研究なので、少し高くなりすぎかなと思いますが、かなり高リスクであることは間違いありません。

私がＮＨＫの『ためしてガッテン』という番組に出演したときにお話ししたのは、次のようなことでした。一般男性の場合、赤くなるＡＬＤＨ２（ヘテロ欠損型）と遅い代謝のＡＤＨ１Ｂを両方もっている人の食道がんのリスクは、いずれもない人に比べて30・１２倍のリスクになるということ。そして、１日日本酒換算で１・５合未満の飲酒者を

1としたときに、1日3合以上飲んでいる人は13・74倍のリスクになるということ。さらには、**赤くなるALDH2（ヘテロ欠損型）と遅い代謝のADH1Bをもっている人が、1日3合以上飲んでいると、リスクは掛け算で表されるので、414倍にもなってしまう**ということです。[65]まさに、衝撃的な数字です。

次の表の数字を見てください（**表3－1参照**）。いずれの危険因子も持っていない人を1倍として、リスクが計算されています。

赤くなるALDH2（ヘテロ欠損型）と遅い代謝のADH1Bの組み合わせの人は、アセトアルデヒドもアルコールも長時間高濃度でたまります。こういう人たちが飲酒・喫煙をしていくと、危険因子をもっていない人と比べて食道がんのリスクがすごく高くなります。

この遺伝子の組み合わせの人たちは、人口の3％くらいですから、100人に3人です。台湾の調査では、1日ビール350ミリリットル2缶相当で、382倍のリスク。[26]ゲノム全体を解析したGWAS（Genome-Wide Association Study：全ゲノム関連研究）の調査でも、日本人の食道がんの危険遺伝子として、この2つの遺伝子が選ばれましたが、この遺伝子型との組み合わせで、週にビール350ミリリットル7缶相当でタバコを吸っていると、リスクが189倍。[6]別の日本のGWASの調査では、飲酒と喫煙で357倍という数字が出ています。[50]

表3－1　遅い代謝のADH1B+ヘテロ欠損型ALDH2と飲酒喫煙の組み合わせによる食道がんのリスク

症例／対照の人数	組み合わせる飲酒・喫煙習慣	リスク
234/634（日本）＊1	週396g（18合）以上の飲酒	414倍
406/656（台湾）＊2	1日30g（350mLビール2缶）以上の飲酒	382倍
1070/2836（日本）＊3	週96.5g（350mLビール7缶）以上の飲酒＋喫煙	189倍
1071/2762（日本）＊4	飲酒＋喫煙	357倍

＊1…文献65（Yokoyama Aほか，2002）
＊2…文献26（Leeほか，2008）
＊3…文献6（Cuiほか，2009）
＊4…文献50（Tanakaほか，2010）

こういう数字を知っているか、いないかで全然違います。今、検診の仕方がすごく進歩してきていますので、食道がんは検診で早期に見つけることができ、内視鏡で切除できます。知っていれば検診を受けることができます。

そういう点では、フラッシングの評価の適切な方法が広まり、お酒とタバコとすごく関連しているがんがあるということが、一般の人の知識として広まるということは非常に大事だと思っています。**酒とタバコをやり、少量飲酒で赤くなるALDH2（ヘテロ欠損型）と酒が残る遅い代謝のADH1Bの組み合わせが、相当危ない**ということが自分でも評価できれば、酒やタバコをやめるとか減らすという選択もできます。そして、こういう危ない人ほど、がん検診を受けてほしいと思います。

アルコール依存症になりやすい運命の遺伝子の組み合わせ

この遺伝子の組み合わせを知る意味合いというのは、アルコール依存症になるかならないかというところがすごく大きいのです。

日本人のアルコール依存症は今のところ9割が男性ですが、約100万人いるといわれています。100万人というのは、成人男性でだいたい50人に1人という数字です[43]。

一般男性とアルコール依存症男性のそれぞれの遺伝子型の頻度がわかっているので[13,86]、それを当てはめてみたのが次の表です（**表3－2参照**）。赤くならなくて酒が残る人（活性型ALDH2と遅い代謝のADH1B）。この人たちは人口の4％くらいですが、アルコール依存症になる可能性が13％あります。大人になったら8人に1人はアルコール依存症になっているのです。

日本人の半数にあたる赤くならなくて酒が残らない人（活性型ALDH2と速い代謝のADH1B）。この人たちが、アルコール依存症になる確率は2％です。50人に1人ですから、ここは

表3－2　ALDH2/ADH1B 遺伝子型と成人男性がアルコール依存症である確率

遺伝子型	成人男性 1000人	→	ア症* 20人	ア症である確率
活性型 ALDH2				
＋遅い代謝の ADH1B	41人	→	5.4人	13.2%
＋速い代謝の ADH1B	539人	→	12.0人	2.2%
ヘテロ欠損型 ALDH2				
＋遅い代謝の ADH1B	25人	→	0.8人	3.2%
＋速い代謝の ADH1B	325人	→	1.8人	0.6%
ホモ欠損型 ALDH2	70人	→	0人	0%

＊ア症＝アルコール依存症
本邦の男性アルコール依存症者を約100万人（成人男性約50人に1人）として既報（文献13, 86）の遺伝子頻度より試算

平均値です。

　赤くなる体質で、酒が残らない人（ヘテロ欠損型ALDH2と速い代謝のADH1B）がアルコール依存症になる確率は0・6％と低く、もともと下戸でお酒が飲めない人（ホモ欠損型ALDH2）は、原則的にはアルコール依存症にはなりません。

　一番発がんしやすい、ヘテロ欠損型ALDH2と遅い代謝のADH1Bの両方をもった人では、やや赤くなりにくく酒が残るので、アルコール依存症になる確率は3％で平均値より少し高くなります。

　このように、**遺伝子型によってアルコール依存症になるかならないかということが運命づけられているのです。**

20歳前から知っていれば未来のアルコール問題を防げる

こういうことをいつ知りたいですか。

親としては高校生あるいは大学に入ったときに子供に知ってもらいたいかもしれません。ちょっと遅いですが、会社に入ったときでも知っておきたいですね。

あらかじめ知っていれば、「ああそうか、オレってバカ飲みしてたら、依存症になってしまうぞ」とわかるわけです。そうなれば、身構えます。先輩から「飲め、飲め」と勧められ、「オレの酒が飲めないのか」「仕事で必要だぞ」と、**いろいろなことを言われても、8人に1人の確率でアルコール依存症になるという運命があるとわかっていたら断れます。**

赤くなる反応が弱く酒が残る「隠れ下戸」の人たちも、「オレって本当は酒に弱いんだ。発がんしやすいんだ」とわかれば、やはり考えます。

こうした遺伝子解析は、今は採血するのではなく、頬の粘膜を綿棒でこするなどの簡単な方法でできます。薬局で受け付けているところもあります。株式会社NSD、武庫《むこ》川《がわ》女子大学の合同会社武庫川ライフサイエンス研究所、北海道システムサイエンス株式会社、イービーエス株式会社などでサービスが提供されています（巻末参照）。価格は大学発の社会へ向けての啓蒙活動によるものや、解析企業の考え方によってかなり異なりますが、いずれにしても廉価です。

第4章

赤血球の大きさとがんの関係

赤血球の大きさでがんのリスクがわかる

あまり耳慣れない言葉と思いますが、赤血球の大きさは**MCV**で表記され、単位は**フェムトリットル（fl）**です。人間ドックや健康診断で、検査結果の赤血球のところをみるとそこに記入されています。

MCVは貧血の原因を考えるときによく使われます。特に消化管出血、痔《じ》、女性の生理などで貧血が起きた場合は、出血により鉄分が失われて赤血球が小粒になります。MCVが小さくなり、小球性貧血といいます。その場合は鉄不足の貧血を疑うわけです。逆にMCVが大きい場合は、葉酸やビタミンB12が欠乏した状態、アルコール依存症、肝硬変などを疑います。

MCVは、赤くなるALDH2（ヘテロ欠損型）の飲酒家で特に大きくなるということに、食道がんの研究班のデータを解析していて、弟の横山徹爾が気づきました。「MCVとALDH2ヘテロ欠損型がすごく強く関連しているけれど、これってなにか意味がある？」と言われました。

アルコール依存症の専門家なら、MCVはアルコール依存症で大きくなるというのは誰でも知っている話で、MCVはアルコール依存症のマーカーとして古くから知られていました。しかし、これはアセトアルデヒドのマーカーなのだとすぐ気がつき、おもしろい発見だと思いました。PubMed《パブメド》という医学・生物学分野の学術文献検索サービスで、すぐにMCVとALDH2を入力して、このことが既に報告されていないか検索してみました。そうすると、筑波大の野村文夫《のむらふみお》先生の論文がすでにありました[41]。しかも私は学会でその発表を聴いていたことをすぐ思い出しました。赤くなるALDH2（ヘテロ欠損型）の大量飲酒者はMCVが大きくなるので、MCVがALDH2欠損型の人の飲酒のマーカーになるという報告でした。

しかし、私が考えたのは、MCVの大きさで、飲酒による食道や咽頭のがんのリスクを予測できないかということです[88]。**赤血球の大きさを健康診断でみて、大きい人に、アルコールやタバコ、フラッシング反応などを聞けば、より高い精度でこの人は危ないということができる**と考えたのです。

実際、食道がんのリスクが高まる1日1・5合以上飲酒するALDH2ヘテロ欠損者ではMCVが増大し、106フェムトリットル以上の巨大なMCVを危険因子とすると、**アルコール依存症患者では、咽頭がんも食道がんも胃がんも大腸がんも、赤血球が巨大な人は、そうでない人と比べて、2〜4倍も発がんのリスクが上昇**していました[72]。

図にあるように、106フェムトリットル以上のMCVで巨大な赤血球をもったアルコール依存症の患者さんを内視鏡で追跡検査すると、5年で20％以上の患者さんに食道や頭頸部のがんが発生し、リスクを計算すると106フェムトリットル未満の人の3倍でした[78]（**図3－7参照**）。

赤血球のMCVが大きい人は、ご自身の飲酒、喫煙、フラッシング反応をチェックしてみてください。

なぜ赤血球は大きくなるのか

赤血球が大きくなる理由はいろいろあります。

たくさんお酒を飲む人は赤血球が大きくなります。今、アルコール依存症の患者さんの検査には、主にアルコール性肝障害を調べるγ《ガンマ》－GTPがマーカーとして使われています。毎日大量のお酒を飲む人では高い数値になりやすいからです。肥満でもγ－GTPは増えますが、一般的にγ－GTP値が300IU／L（国際単位）を超えると多量飲酒の影響が強いと考えられます。ただしγ－GTPには多量に飲酒しても体質的にあまり増えないノンリスポンダーとよばれる人がときどきいます。

このγ－GTPが登場する前に、最初に海外から報告されたアルコール依存症の血液マーカー

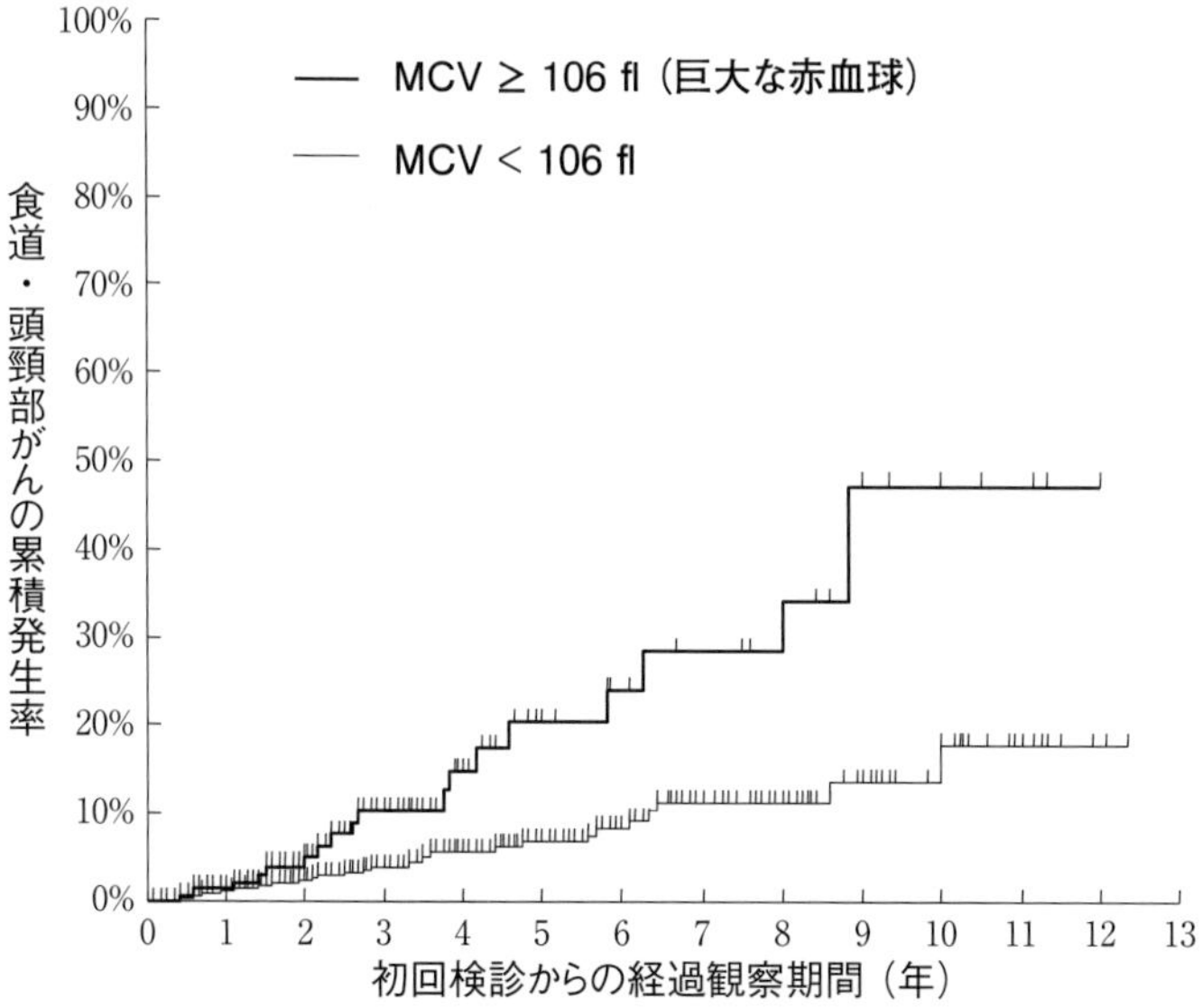

文献 78（Yokoyama A ほか，2006）をもとに作成

図３－７　がんのないアルコール依存症男性の MCV と食道・頭頸部の発がんリスク

が赤血球の大きさのＭＣＶだったのです。赤血球が大きい人はアルコール依存症の疑いがあるということで、健康診断でひっかけることができました。しかし、日本では全然広まらず、すぐにγ－ＧＴＰに取って代わられてしまいました。ＭＣＶは日本人ではあまり当てにならなかったからです。

その理由は当時は不明でしたが今ならわかります。日本人には赤くなるＡＬＤＨ２（ヘテロ欠損型）の人たちが大勢いて、多量飲酒でなくてもアセトアルデヒドへの暴露レベルが高いのでＭＣＶが大き

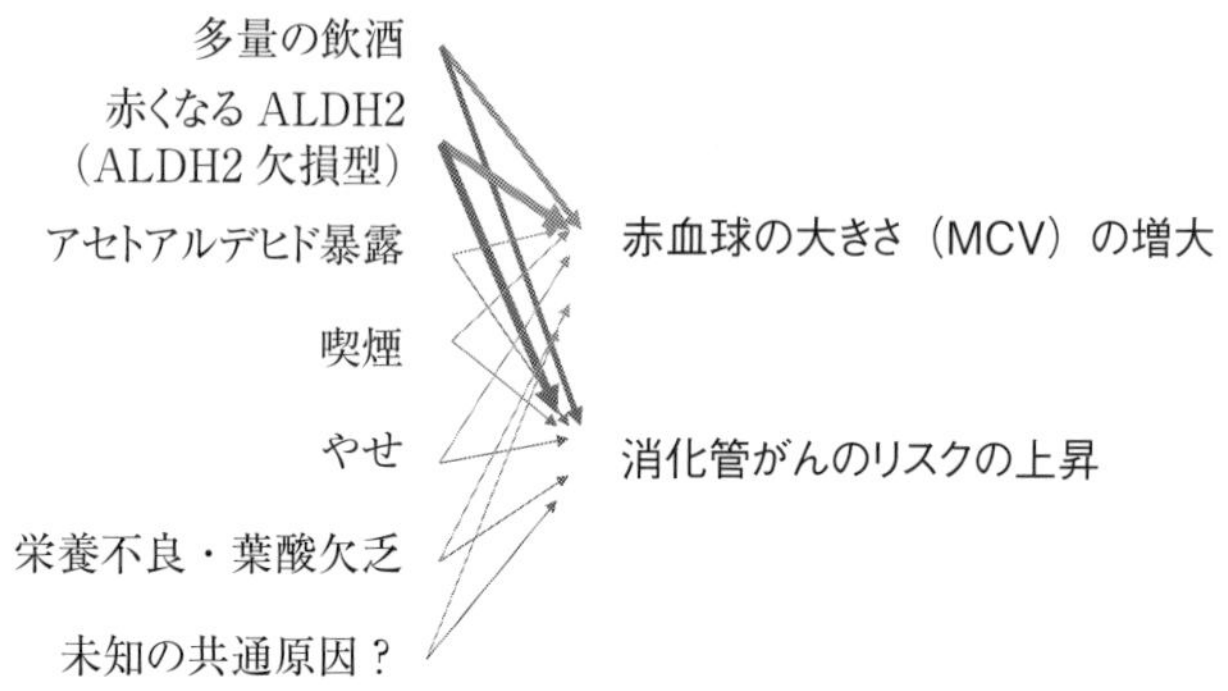

図4－1　飲酒家の赤血球の大きさと消化管がんのリスク

くなっていたからです。

それから、喫煙でも赤血球は大きくなります。やせでも栄養不良でも大きくなります。人間のからだをがんから守る重要なビタミンに葉酸というものがあります。緑黄色野菜やレバーに多く含まれています。この葉酸欠乏でも赤血球は大きくなります。葉酸は、たくさんお酒を飲んでいると、ちゃんととっていても吸収しなくなります。ですから、葉酸は酒飲みでは不足しやすいビタミンなのです。

これらが全部赤血球を大きくし、どれもが消化管がんのリスクの上昇に関係しています[84]。ですから、赤血球が大きい人は危ないのです（図4－1参照）。

γ-GTP

γ《ガンマ》-GTPは、肝臓や腎臓、膵臓《すいぞう》、小腸などの全身の様々な細胞に含まれている酵素です。飲酒量に反応して酵素が増えて値が上昇するので飲酒量のマーカーとして使われます。アルコール性肝障害では特に異常高値を示します。会社の検診や健康診断では、肝機能を調べるAST（GOTともいう）、ALT（GPT）などの数値とともに表示されています。300IU／Lを超える人では、アルコール依存症も疑われます。

胆石発作などの胆汁の流れ道の炎症や肥満の脂肪肝でも上昇します。

第5章

のどの色を見てみよう

のどのシミをチェックしよう

赤血球の大きさと同じように、がんのリスクを見わける単純なもうひとつの目印があります。それは、次の写真のようなのどの黒さです（写真5－1　※巻頭のカラー口絵参照）。

外来で診察のときに、「口の中の色を見せてください」と言って、顎をちょっと上げてもらい、アァーと言ってもらって、のどの色を見ます。風邪の人ではのどの奥が腫《は》れているかどうかを見ますが、ここではもう少し手前の軟口蓋《なんこうがい》の色を見ます。写真（写真5－1）で黒いシミがついている軟らかいところです。そこに黒ずんだシミがついている人は、内視鏡でみると咽頭の奥にもシミがついていますし、食道にもシミがついています。

私もやってみましたが、**自分でも見ることができます**。ＬＥＤの明るい小型懐中電灯で口の中にあかりを入れて、鏡の中を見ると、よく見えます。

そこに黒いシミがついている人がいるのです。内視鏡で近づいてみると緑褐色に見えます。赤くなるＡＬＤＨ２（ヘテロ欠損型）・飲酒・喫煙・老化で発生するので、食道・頭頸部のがんを併発する可能性が高いのです。このシミは粘膜のメラニン色素が増えていることによって起こります。

専門的には、メラノーシスといいます。

私がこの関連を発見したのには、内視鏡のいろはを教わった幕内・大森先生の影響があります。食道にも内視鏡でメラノーシスのシミがみられますが、これに関心をもった内視鏡医はほとんどいなく、食道メラノーシスの論文のほとんどを幕内先生たちが書いていました。大森先生が久里浜医療センターに出張して食道がんの内視鏡的粘膜切除をしてくれていたときに、「食道メラノーシスがあるね」としばしば言っているのを聞いて、メラノーシスを初めて知りました。知らなければ、あっても見えないのです。知って観察していると食道や頭頸部のがんがあると周辺にメラノーシスがかなりの確率であることに気づき、これが咽頭にも口の中にもあることに気づいたわけです[71]。

フラッシャー（赤くなる人）のアルコール依存症の患者さんでも、まだのどがきれいな人はそれほどアセトアルデヒドによるダメージを受けていない可能性があります。

外来の診察で、のどを見て、「のどに黒いシミが見えますね。アルコールによる粘膜の老化ですよ」という話をして、そこからフラッシャーかどうかを聞きます。カルテを見て、赤血球が大きいかを確認します。それで、この人はがんがあるかもしれないと考えます。そういうリスク評価ができるのです。

これは皮膚の老化のシミと同じです。このシミを作る最大の原因がアセトアルデヒドです。

歯科から始まる食道がん検診

アルコール依存症の人では、赤くなるＡＬＤＨ２（ヘテロ欠損型）があると、軟口蓋のメラノーシスの発生リスクは２・６倍になります。[71] 50歳代と70歳代を比べると70歳代は3・1倍。喫煙者では、30 pack-yeasを超えると、20 pack-years未満の人と比べると1・7倍のリスクになります。タバコの場合は、30 pack-yeasを超えると肺がんなどのいろいろなタバコ病のリスクが高く危ないといわれています。

アルコール依存症患者さんの内視鏡所見で、軟口蓋・咽頭・食道のいずれかにメラノーシスのある人は、がんのない人では16％でした。一方、食道がんの人には45％、頭頸部がんの人には57％もみられました。[71]

のどが黒いかを見るだけでがんのリスクがわかるというのは、驚きです。

では、これをだれが見つけたらよいのでしょうか。自分でもわかりますが、一番人の口の中を見ている職業というと、歯医者さんです。歯医者さんは必ず口の中を見ます。しかも、明るい光で見ます。

歯医者さんが、このメラノーシスのシミがついている人を見つけたら、一言聞いたらどうなるでしょう。

「メラニン色素がすごくのどについていて、のどの老化がちょっと心配ですね。飲み始めた頃ビール コップ1杯で赤くなる体質はなかったですか？　お酒とタバコはどれくらいやっていますか？」

このように聞くことができたら、ハイリスクの人に対する重要なアドバイスができるかもしれません。歯科から始まる食道がん検診です。

食道は見ることはできませんが、そのリスクがのどに表れている。少なくともアルコール依存症の臨床ではすごく役に立つ見方なのです。

食道がんのリスクのまとめ

これまでいろいろ述べてきましたが、ここで食道がんのリスク要因をまとめておきましょう。

まず、年齢・性別として食道がんのリスクが高いのは、**50歳以上の男性**です。

生活習慣としては、**飲酒・喫煙**。そして、**野菜・くだものの摂取不足**で、特に飲酒・喫煙家ではリスクが掛け算で上昇します。

そして、アルコール代謝酵素の遺伝子型とその関連表現型としては、**赤くなるＡＬＤＨ２（ヘテロ欠損型）の人。さらにアルコールの分解が遅い代謝のＡＤＨ１Ｂをもっている人。今か若い頃に少量のお酒で赤くなったフラッシャーの人。赤血球の大きい人。軟口蓋のメラノーシスのある人**です。

さらに、食道・頭頸部がん、多発重複がんの既往のある人は、多重重複発がんのリスクが高くなります。

アルコール依存症の人にはがんが多発します。久里浜医療センターの調査では、普通の人の内視鏡検診の１００倍も食道がんが見つかっているのです。こんなにがんが多いのは、やはりアルコールの問題だけではないということです。酒だけでなく、タバコもやっているし、野菜・くだものをとっていない。そういった全体の問題があるのです。ですから、生活のスタイル全体を変えていくとよいということになります。

第6章

多量飲酒でビール腹になる人とやせる人

7・1kcal／g のエネルギー利用効率の差

多量飲酒でビール腹になる人とやせる人がいます[85]。

アルコールは1グラム7・1キロカロリーもあるので、たくさん飲めば体重についてくるのです。炭水化物は1グラム4キロカロリー、脂肪は1グラム9キロカロリーですから、これは相当なエネルギー量です。

ビール腹といっても、特にビール党がなりやすいわけではなく、お酒の種類とは関係なくビール腹になる人がいることが知られています。

このビール腹になる人とならない人の違いは何なのでしょうか。秘密は、1グラム7・1キロカロリーの利用効率の違いにあるようです。

アルコール依存症の人はどのくらいアルコール飲料からカロリーをとっているのでしょうか。平均値でみると、40歳代で毎日1100キロカロリー摂取しています。50歳代で1000キロカロリー、60歳代で900キロカロリー、70歳代で600キロカロリー摂取しています。

これだけのカロリーをアルコール飲料から摂取しているのですから、このカロリーの使い道によってそれがビール腹になるかならないか、ずいぶん違うわけです。アルコールというのは、代謝の中で熱としてエネルギーが使われ、あまりからだに残らないというような考え方があります。

しかし、アルコールはアセトアルデヒドから酢酸になり、アセチルＣｏＡ《コーエー》という物質にまでなります。アセチルＣｏＡは脂肪を合成する材料です。それから、アルコールを分解している時間は、脂肪などの他のエネルギー源を使わなくてすみます。つまり、遅い代謝のＡＤＨ１Ｂで、ゆっくり分解していれば、他の栄養素を使わなくてすむということが起こります。エネルギーの使い方の効率は、遅い代謝のＡＤＨ１Ｂの人のほうがすごく良いのです。速い代謝のＡＤＨ１Ｂの人はどんどん分解して、エネルギーの無駄使いをしてしまいます。燃費の良い酵素と悪い酵素といったところです。

ＢＭＩという体格指数でみると、次の表（**表6－1参照**）に示すように、アルコール依存症の患者さんでは**肥満の人は遅い代謝のＡＤＨ１Ｂをもった人に偏っています**。そして、やせの人は速い代謝のＡＤＨ１Ｂをもった人に偏っているのです[85]。

アルコール依存症で体重が90キロを超えているような人は、ほとんどが遅い代謝のＡＤＨ１Ｂの人です。反対にガリガリの人、衰弱してくる人は速い代謝のＡＤＨ１Ｂの人です。

過去1年間どれくらいお酒を飲んでいたかを調べてＢＭＩとの関係をみてみると、たくさん飲

表6－1　大酒家では、アルコールの分解が遅い人は肥満になり、分解が速い人はやせになりやすい

体格指数（kg/m^2）	ADH1Bの遺伝子型	
	遅い代謝 362人	速い代謝 939人
18.5未満（やせ）	10%	**20**%
18.5～22.0	32%	**45**%
22.1～24.9	**33**%	24%
25以上（肥満）	**25**%	11%

体格指数（BMI）＝体重キログラム÷（身長メートル）^{2}

文献85（Yokoyama Aほか，2013）をもとに作成

む人のほうが太ってＢＭＩが大きいというのは、遅い代謝のＡＤＨ１Ｂの患者さんにだけみられました。速い代謝のＡＤＨ１Ｂの人はたくさん飲んでもあまり体重は増えませんでした。さらに遅い代謝のＡＤＨ１Ｂの人は体脂肪率も大きいという結果でした。[64]

BMI

ＢＭＩ（Body Mass Index：ボディーマス指数）は、体重と身長の関係から肥満度を示す体格指数のことです。

$$BMI = 体重kg \div (身長m)^2$$

で求めます。

日本肥満学会では、25以上の場合を肥満、18・5未満を低体重（やせ型）としています。

太り過ぎても、やせ過ぎても、ほどほどの人と比べて総死亡のリスクは上がります。

遅い代謝のＡＤＨ１Ｂの人がビール腹になりやすい

肥満と遅い代謝のＡＤＨ１Ｂの関係に気づいたのは、飲んで来院した患者さんの血中アルコール濃度の研究をしていたときでした。血中濃度は直前の飲酒量とそれを受け入れるからだの大きさで決まります。そこで体重やＢＭＩも検討してみると、遅い代謝のＡＤＨ１Ｂのほうが速い代謝のＡＤＨ１Ｂより体重もＢＭＩも大きい。それで、ビール腹になる人とならない人がＡＤＨ１Ｂによるアルコール代謝の速度で決まることに気がつきました。

私は１３０１人のアルコール依存症患者さんの調査で、２０１３年にこの現象を報告しましたが、２０１４年に大規模な研究が『ＢＭＪ（ブリティッシュ・メディカル・ジャーナル）』に報告されました。[15]

26万人の欧米人の56の研究のメタ解析です。それでみてみると、速い代謝のＡＤＨ１Ｂの人は遅い代謝のＡＤＨ１Ｂの人に比べて、**毎日ビール３５０ミリリットル缶２本以上に相当する量を飲んでいる場合、ＢＭＩが１（kg/m^2）くらい小さくて、腹囲が１・２センチくらい小さい**ということでした。

アルコール依存症に限らず、欧米人ですが一般の人においても同じ現象が確認されました。日本人にビール腹の酒飲みがやや少なくて、ビール腹はつまみのせいだという説が広がっているのは、日本人ではビール腹になりにくい速い代謝のＡＤＨ１Ｂをもった人が93～95％もいることも関係しています。

文明開化で横浜に来たドイツ人がビールをたくさん飲んでお腹が出ていたのでビール腹という言葉が広まったというあやしげな話を聞いたことがありますが、ドイツ人と同じ遅い代謝のＡＤ

Ｈ１Ｂをもった日本の酒飲みも、少数派ですがやはりビール腹になりやすいのです。

　このことがわかると、久里浜医療センターに来るアルコール依存症の患者さんで30〜40歳代と若くて、酒臭くて、ビール腹もある人をみると、この人はアルコール依存症にもともとなりやすい人で遅い代謝のＡＤＨ１Ｂを持って生まれたせいでここに来たのかなと少し同情したくなります。

第7章

貧血や白血球減少にもアルコールが影響

すごくお酒を飲む人は免疫力が低下し、肺炎になりやすい

赤くなるＡＬＤＨ２（ヘテロ欠損型）と速い代謝のＡＤＨ１Ｂの組み合わせをもつアセトアルデヒドに暴露されやすい人は、骨髄のダメージで、白血球の減少や、顆粒球《かりゅうきゅう》の減少も起きやすくなります。白血球の中には、リンパ球のほかに、細菌と闘う顆粒球・単球というものがあります。顆粒球・単球が特に減るのです。ですから、すごくお酒を飲むこのタイプの人は、特に免疫力が低下したり、肺炎になりやすくなったりします。

赤くなるＡＬＤＨ２（ヘテロ欠損型）をもった人のうち、遅い代謝のＡＤＨ１Ｂもある人は、唾液の高濃度のアセトアルデヒドに長時間暴露されて、食道や咽頭のがんに一番なりやすいことは前に述べました。

ここでは赤くなるＡＬＤＨ２（ヘテロ欠損型）と速い代謝のＡＤＨ１Ｂの組み合わせの話です。この組み合わせは、アセトアルデヒドをどんどん作るけれどそれを分解できないので、短時間ですが血液のアセトアルデヒド濃度は一番高濃度になります。[82] 食道がんのリスクは２番手ですが、

唾液のアセトアルデヒドへの暴露時間がより短時間のためです。しかし、血中濃度が一番上がるので白血球が減ったり、貧血が起こったりという、骨髄のダメージが一番大きく出ます[62,84]。**貧血は酒をやめると良くなります。赤血球が巨大化していたのも元に戻ります。白血球も減っていたものが回復します**[63]。

アセトアルデヒドで貧血が起こる。そして、白血球が減少する。だれも数年前まで予想しなかったことでした。

日本の食道がん治療ガイドラインでは、手術前の1カ月、禁煙ということが明記されています。手術後の肺炎などの合併症を大幅に減らして、生命予後を良くすることが証明されているからです。

ところがアルコールに関しては、はっきりとは明記されていません。食道がんの一番の原因なのにもかかわらずです。しかも、日本人の食道がんの6割以上が、アセトアルデヒドがたまって、白血球が減って、顆粒球が減って、大球性貧血が特に起こるというアルコール代謝酵素の組み合わせをもった人たちなのです。化学療法を受ける患者さんは、進行がんが多いので貧血があっても当たり前です。がんで全身が消耗して免疫力も落ちているだろうから白血球が少なくても当たり前です。しかし、違うのです。**日本の食道がんの人は、遺伝子型の影響で、飲酒により貧血が**

あり白血球が減って、これが化学療法において大きなハンデキャップになっているのかもしれません。

ですから、このタイプの多量飲酒者は、化学療法などのがん治療の前に、禁煙と一緒に、貧血や白血球減少があれば、禁酒をして、骨髄機能を回復させて、化学療法に臨んだほうがよいのではないでしょうか。

妊婦の飲酒は小児の急性骨髄性白血病のリスクを高める疑いがある

妊婦の飲酒というのは、胎児にいろいろな悪い影響を残します。胎児アルコール症候群やその軽症例で、奇形や明らかな障害があったり、生まれてから落ち着きのない子になったり、性格的な問題にも反映するといわれています。

それとは別に、**妊婦の飲酒は、小児の急性骨髄性白血病に関係しているのではないか**という疑いがもたれています。海外の9つの研究のメタ解析では、**妊婦の飲酒による小児の急性骨髄性白血病のリスクは、飲酒をしていない妊婦に比べて56%アップする**という結果でした[25]。

日本人の妊婦には赤くなるＡＬＤＨ２（欠損型）の人が多くいます。これはまだ研究報告がないのですが、赤くなるＡＬＤＨ２（欠損型）の妊婦の場合、胎児にアセトアルデヒドが相当いきます。胎児も赤くなるＡＬＤＨ２（欠損型）をもっているかもしれません。母親も赤くなるＡＬＤＨ２（欠損型）で、胎児も赤くなるＡＬＤＨ２（欠損型）だとすると、相当量のアセトアルデヒドが胎児にたまります。

最近の研究では、ファンコニー貧血とＡＬＤＨ２欠損の相互作用が注目されています。ファンコニー貧血は、遺伝子障害で骨髄不全に陥る稀な病気です。動物実験では、特定の遺伝子を働かなくすることをノックアウトするといいますが、ファンコニー貧血に関わる遺伝子をノックアウトして、ＡＬＤＨ２遺伝子もノックアウトして、ファンコニー貧血をもっていて赤くなるＡＬＤＨ２（欠損型）のマウスが作られました。そして妊娠している母体にお酒を飲ませました。そうすると、子供マウスに死産、奇形、急性白血病、再生不良性貧血がすごく多くなりました[9]。

アセトアルデヒドは発がん物質であるだけでなく、催奇性がある物質です。日本の女性はそんなにお酒を飲まなかったので、今まではどうということはなかったかもしれません。しかし、今若い世代は、男性よりも女性のほうがお酒を飲むという時代に入っています。**母体のアルコールとアセトアルデヒドが胎児に及ぼす影響という問題が心配**されます。

多くの患者さんを診ていると、気がつくことがある

研究の分野では、失敗の連続で苦労をしながら、その中でたまたま貴重な発見にたどり着いたという話をよく聞きます。しかし、それは仮説を立てて実験している場合なのかなと思っています。臨床では実験ではなく観察が主体なので、気がつくか、気がつかないかです。何か知られていないことが目の前で起きていて気がつかないという場面を失敗といえば、それは数えきれないほどあるはずですが。

白血球の研究のきっかけはたった1例でした。アルコール依存症で入院して少しした頃、白血球がなくなり、細菌がどこからか血液に入ってきてしまう敗血症でガタガタふるえるようになったのです。その患者さんが赤くなるALDH2（ヘテロ欠損型）の人だったのです。そうか、**白血球が減るのは、アセトアルデヒドかもしれない**と考えて調べてみたら、アセトアルデヒドが一番高濃度になる上記の遺伝子の組み合わせの人で、特に白血球は減っていました。それで、アセトアルデヒドで白血球が減るということがわかったのです。

多くの患者さんを診ていると、気がつくことがあります。簡易フラッシング質問紙法もそうで

す。観察の習慣が研究には一番大切です。もちろん、総合病院ではいろいろな病気の患者さんを診ているので難しいと思います。久里浜医療センターは、アルコール依存症という均一な患者さんを大勢診ているので、その中で、特に変わったことが2、3人に起こると、これはなんだろうと考えられるという特殊な環境があります。白血球の減少のように、極端な場合には印象的な1例からでも新しい発見につながることもあるのです。

第8章

アルコール性肝障害にも遺伝子が影響

速いアルコール代謝は肝臓に負担が重く、肝障害が進行しやすい

研究者でも誤解していることがあります。赤くなるALDH2（ヘテロ欠損型）の人は、アルコールのブレーキがかかっているから、あまり飲まないのではないか。アルコール依存症にならないのではないか。肝障害があれば飲まないのではないかという考えです。

しかし、これは間違っています。**赤くなるALDH2（ヘテロ欠損型）の人の飲酒のブレーキは、鍛えていると2～3年ではずれてしまって、はずれた後は普通に飲むようになります。**アルコール依存症になると、赤くならないALDH2（活性型）の人は平均で5・5合飲んでいますが、赤くなるALDH2（ヘテロ欠損型）の人も5・4合で同じように飲んでいました。[69] 飲酒のブレーキはもうないのです。

アルコール依存症男性の肝硬変では、速い代謝のADH1Bと、赤くならないALDH2（活性型）の人が多いことがわかっています。[69] 速い代謝のADH1Bの人では、「アルコールをどんどん分解するので肝臓への負担が大きいから肝臓が壊れやすいのですよ」と患者さんに説明をする

と、「ああ、そうですね」とすぐ納得してくれます。しかし、研究者はそういうわけにはいきません。研究者は千差万別のいろいろな代謝系の研究をして、こう、こう、こういう理由でと、ひとつずつ説明がつかないと納得しないからです。しかし、大まかにいって速い代謝のほうが、負担が多いという言い方は正しい気がします。

もうひとつの結果も研究者としてはなかなか納得できません。赤くなるＡＬＤＨ２（ヘテロ欠損型）の人のほうが、肝臓が壊れていないという結果です。アルコール性肝障害の実験動物の研究では、アセトアルデヒドが肝臓を壊すいろいろなメカニズムが見つかっています。アセトアルデヒドは肝臓毒だと多くの研究者は疑ってきました。ですから、それにたくさん暴露されている人は肝臓がどんどん壊れるはずだと思いたいわけです。しかし、同じようにたくさん飲んでいるのに、アセトアルデヒドがたまる人のほうが、肝臓が壊れにくいという現象がアルコール依存症にはあります。

低年齢からの飲酒習慣で肝臓が壊れやすくなる

たとえば、15歳くらいからというように、早くタバコを吸いはじめると、肺がんのリスクや悪

性度がより高くなることが知られています。それは、若い細胞は新陳代謝が盛んなので、発がん物質からのダメージも受けやすいということです。

同じようなことがお酒の場合でも当てはまるのかもしれません。赤くならないＡＬＤＨ２（活性型）の人は、飲める人なので低年齢から習慣飲酒が始まる傾向にあります。なかには中学生から飲み始める人もいます。一方、赤くなるＡＬＤＨ２（ヘテロ欠損型）の人はお酒に弱いので、本格的に飲み始めるには、フラッシング反応のブレーキが壊れるのを待たなければなりません。ですから、やはり大学生になってからとか、社会人になってからというように、飲酒への仲間内からの誘惑が強くなってくるなかでブレーキがはずれていきます。ここに数年の差があります。**赤くならないＡＬＤＨ２（活性型）の人のほうが若い頃から多量に飲酒しているので、肝臓を壊しやすい**ということはありそうです。

一方、最近の研究では、アセトアルデヒドには、肝臓を壊す悪玉の顔と、肝臓を守る善玉の顔の両者があるという説も提唱されています。

アルコール分解酵素とアルデヒド分解酵素のタイプのまとめ

ＡＤＨ１ＢとＡＬＤＨ２の遺伝子多型はアルコール依存症を筆頭とするさまざまな飲酒関連問題のリスクに影響を及ぼすため、この遺伝子型をあらかじめ知っていれば、多くの飲酒関連問題を予防できるはずです。久里浜医療センターではアルコール依存症で入院した患者さんのうちＡＤＨ・ＡＬＤＨ関連の臨床研究への参加に同意された場合はこの遺伝子型の意味を説明した表を渡し、遺伝子型を開示しています（**表８－１**参照）。

アルコール分解酵素とアルデヒド分解酵素の組み合わせのタイプを、Ａ型、Ｂ型、Ｃ型、Ｄ型に分けています。ちなみに、**Ｅ型はお酒を飲めない下戸**の人です。

血液型みたいに表現されているので、患者さんも理解しやすいようです。

Ａ型の人は、アルコールの分解が遅くて、アセトアルデヒドの分解が速い。一般の人は４％、アルコール依存症の人では27％がこのタイプです。飲酒で赤くなる不快な反応がなく、たくさん飲むと酒が抜けずに翌朝も酒臭い。アルコール依存症に非常になりやすい体質です。白人・黒人の90％以上はこの型です。

Ｂ型の人は、飲酒で赤くなる不快な反応が弱く、アルコールをどんどん速く分解するので、肝臓の負担が大きく肝臓を壊しやすく、やせ型になりやすい人です。頻度は一般の人で54％、アルコール依存症では60％です。日本人の２人に１人がＢ型です。

表8－1　アルコール分解酵素とアルデヒド分解酵素の組み合わせのタイプ別にみた飲酒家の特徴

	アルコール分解酵素 ADH1B	アルデヒド分解酵素 ALDH2	説明
A型	**遅い**	**強い**	**頻度**：一般人の4%、アルコール依存症では27% 飲酒で赤くなる不快な反応がなく、たくさん飲むと酒が抜けずに**翌朝も酒臭い**。**アルコール依存症に非常になりやすい体質**。アルコールで**ビール腹**になりやすい。
B型	**速い**	**強い**	**頻度**：一般人の54%、アルコール依存症では60% 飲酒で赤くなる不快な反応が弱く、アルコールをどんどん分解するので、肝臓の負担が大きく**肝臓を壊したり、やせ型**になりやすい。
C型	**遅い**	**弱い**	**頻度**：一般人の3%、アルコール依存症では4% 飲酒で赤くなる不快な反応がやや弱く、飲めるタイプと勘違いして飲んでいる人が多い。アセトアルデヒドの分解が遅くアセトアルデヒドがたまって**大球性貧血が起こりやすく、食道がんの危険が非常に高い**。**毎年食道がん検診を受けましょう**。
D型	**速い**	**弱い**	**頻度**：一般人の33%、アルコール依存症では9% 飲酒で赤くなりもともとは酒に弱い。鍛えてアルコール依存症になった人が多い。**大球性貧血が特に起こりやすく、食道がんの危険が高い**。**毎年食道がん検診を受けましょう**。
E型	**いずれでも**	**極めて弱い**	**頻度**：一般人の7%、アルコール依存症ではほぼ0% ごく少量の飲酒でもすぐに赤面し気持ち悪くなる、全くお酒が飲めない人。

著者作成

C型の人では、飲酒で赤くなる不快な反応がやや弱く、飲めるタイプと勘違いして飲んでいる人が多い。アセトアルデヒドの分解が遅くアセトアルデヒドがたまって大球性貧血が起こりやすく、食道がんの危険が非常に高い。毎年食道がん検診を受けたほうがよいでしょう。アルコールが長く残り、そしてアセトアルデヒドも長時間残りますから、一番発がんしやすいタイプです。アセトアルデヒドがゆっくりできてくるので、赤くならずにお酒に強いと思っている「隠れ下戸」の人がここにいます。頻度は一般の人で3％、アルコール依存症では4％です。

D型の人は、飲酒で赤くなりもともとはお酒に弱い。鍛えてアルコール依存症になった人が多い。血液のアセトアルデヒドは一番たまる人なので、大球性貧血が特に起こりやすく、白血球も減少して肺炎などの感染症に弱くなります。食道がんの危険が高い。毎年食道がん検診を受けたほうがよいでしょう。もともとは飲酒で赤くなるお酒に弱かった人ですが、生物学的バリアを鍛えて乗り越えてきたという人です。頻度は一般の人で33％、アルコール依存症では9％です。

こういったものを患者さんに渡して、説明をしています。

第9章

胃を切るとどうなるか

胃を切らなければアルコール依存症にならなかった患者さんが大勢いる

これは付録みたいな話のように聞こえるかもしれませんが、実はすごく重要なことだと私は思っています。胃を切らなければアルコール依存症にならなかった患者さんが大勢いるのではないかという話です。

胃を切ったからアルコール依存症になる人がすごく多いということは、私が1987年に久里浜医療センターに赴任したときに、すぐに言われたことです。その頃は15％以上の患者さんが胃を切った人でした。

缶ビール1本くらいの量での飲酒実験があります。点滴で同じ量のアルコールを血液に直接入れると、胃のある人もない人も、同じように血中アルコール濃度は急上昇します。

一方で、口から飲んだアルコールは胃袋に入っているあいだは、まだ血液の中には入っていません。胃からは2割くらいアルコールを吸収しますが、8割は小腸で吸収します。胃から小腸に出ると速やかに吸収されます。

胃を切った人では、アルコールは食べ物を越えてすぐに小腸に流れ込みます。そうすると、すぐに全部吸収されて点滴で入れたのと同じレベルまで血中濃度が急上昇します。飲んだらすぐ血液に入ってしまいます。ですから、缶ビール1本で、胃切除後は胃切除前の2倍くらいの高い血中濃度になっています[4]。

すきっ腹での飲酒も同じです。さっさと小腸に流れ込んであっという間に吸収されて、血中濃度がドンと上がります。食事をしながらの飲酒が大事だということはここからも明らかです。

どんなふうに胃を切った後でお酒の飲み方が変わるのでしょうか。そこで入院したアルコール依存症の患者さんで、胃を切った人と、同時に入院した同じ年齢の胃のある人にインタビューして、飲み方の変遷の歴史を比較しました[80]。

それでわかったのは、**胃を切った後、最初はクラッとくるけど、すぐに強くなり、どんどん飲むようになる**ということでした。そして、**血中濃度が上がるので、ブラックアウト（飲んでいるあいだのことを記憶していない）が頻回になってくる。**だから**胃のある人と比べて、多量飲酒の期間も短く、積算飲酒量も少なくアルコール依存症を発症する**ことがわかりました。

アルコール吸収の仕組みが変わって依存症に

昔は、胃潰瘍《いかいよう》、十二指腸潰瘍の良い薬がなかったし、胃がんも内視鏡での粘膜切除ではなく手術していました。今はそんなことはありません。

最近は、胃を切った患者さんは年々減ってきています。久里浜医療センターではアルコール依存症男性では胃を切った人の割合は、1996年から2010年までの4年ごとに、13%から10%、そして8%と減っています。[86] しかし、まだまだ一般の人よりはかなり多いです。

胃切除を受けたアルコール依存症の人たちは、最近、胃を切った人もいますが、多くは若い頃、胃を切って、飲めばアルコール濃度が上がるという体質に変わった人です。そのようなからだの仕組みが変わったことを知らずに飲んでいて、依存症になったということです。

この仮説を裏づけるのに、アルコール依存症の危険因子である遅い代謝のADH1Bの話があります。

久里浜医療センターの胃を切った患者さんと、胃のある患者さんとで、アルコール依存症になりやすい遅い代謝のADH1Bの頻度を比べてみると、どの年齢層でも、胃を切ったアルコール依存症の患者さんはこの遺伝子をもった人は少ないことが示されました。

どういうことかというと、胃を切ったためにアルコール依存症になりやすい体質になったのであれば、アルコール依存症になりやすい酵素の遺伝的体質は要りません。胃を切ったということが強力な要因で、遅い代謝のＡＤＨ１Ｂをもたない人でもアルコール依存症になりやすいのです[86]。**胃を切ったということが、アルコール依存症の入り口になっている**ということです。まだ一般の人が知っている話ではありませんし、外科の医師もあまり知らないのではないかと思います。

昔に比べて胃を切る習慣が減っても、胃がんで胃を切るというのはまだあります。こういった胃を切った人の飲酒には、ちょっと注意が必要です。

胃を切ってたくさん食べられない。アルコールは栄養だと思っていると、では代わりにアルコールで栄養をとろう、という人もいます。胃を切った人には、こういうことも注意していただけたらずいぶん違うのではないかと思います。

胃と血中アルコール濃度の関係では、少量の飲酒に限定した話ですがおもしろい話があります。飲んだアルコールは、胃にあるあいだに、胃粘膜のアルコール分解酵素ＡＤＨで分解されて、吸収される量がかなり減るという「胃のファーストパス代謝」とよばれる現象です。ニューヨークのチャールズ・リーバーというアルコールの生化学研究の一時代を築いた先生のグループが提唱したものです。ワイン1杯ぐらいの少量の飲酒では、その影響が大きいとされています。たとえば、「女性は胃粘膜のADHが男性より少ないので、胃のADHで分解されずに吸収される量が多く、女性はワイン1杯で男性の2杯分の血中アルコール濃度になる」とか、「アスピリンや胃潰瘍の薬は胃粘膜のADHの働きを抑えるので、この薬を飲んでいると、少量の飲酒のつもりが飲酒運転の基準濃度を超えるアルコール濃度になってしまう」などの研究結果が『New England Journal of Medicine』[8]や『JAMA』[7]など影響力がとても強い医学誌に多数発表されています。

ただし、多量の飲酒では胃のADHで分解できる量は相対的に少ないのであまり影響はなく、胃切除でアルコール依存症になりやすくなる説明とは違う話のようです。

酒飲みが胃がんになる背景

ピロリ菌という胃に棲《す》み込んでいる細菌がいます。井戸水を飲んだり、近所の畑に肥《こえ》だめがあった世代では、幼児期までに口から入って大勢の人が感染しています。若い世代ほど感染率は低くなります。胃潰瘍、胃粘膜の萎縮《いしゅく》、胃がんの原因でもあるので、内視鏡検査を受けてピロリ菌感染が判明すると、薬を1週間飲んで除菌することが勧められます。

アルコールに殺菌効果があるためかどうかはわかりませんが、飲酒する人のピロリ菌感染率は飲まない人より少し低く、12の研究のメタ解析では、飲酒する人ではピロリ菌感染のリスクが22％少ないと報告されています[30]。だからといって除菌のために強い酒を飲んでも効果は期待できません。

一方で、飲酒が胃がんのリスクを高めるかどうかはまだ結論が出ていません。しかしアルコール依存症の人には胃がんがすごく多いです。胃がんで胃を切った人は全体の3・8％いました。そして、粘膜切除で胃がんの治療をした人が0・2％。内視鏡検診をしたら胃がんが見つかったという人が1％。アルコール依存症患者さんには、胃がんの既往と新たに診断された人が全部で5％もいました[86]。

アルコール依存症で入院して見つかる**胃がんの人は、赤くなるALDH2（ヘテロ欠損型）をもっていること、MCV（赤血球の大きさ）が大きいこと**もあります。また、食道がんや頭頸部がんを一緒にもっていることも多いです[89]。

胃がんと多量飲酒との関連を示すものが特にアジアの研究に多く、食道がんの患者さんは胃がんを重複しやすいことが知られています。食道がんの患者さんではピロリ菌感染があると胃粘膜の萎縮が進行しやすいことや、多量飲酒と赤くなるＡＬＤＨ２との組み合わせが胃がんリスクを高めることも報告されています。[11、35、89] また胃粘膜の萎縮が進んで、胃酸が出なくなると口腔内細菌が胃にも下りて胃内細菌によるアルコール代謝で胃液中のアセトアルデヒド濃度が著しく高まることも報告されました。[31] これらのことから日本人の胃がんの一部には、食道がんと似てアルコールやアセトアルデヒドが関係したがんがあるのではと疑われています。多量に飲酒する人では、胃がんのリスクを高めるタバコと塩を好む人が多いことも関係しているかもしれません。

ＡＬＤＨ２と酒飲みの病気いろいろ

赤くならないＡＬＤＨ２（活性型）は、いろいろな酒飲みの病気に影響します。何しろお酒を飲むか、飲まないかを分ける酵素ですから、お酒を飲む人に起こる現象にみんな関わってくるわけです。

ＧＷＡＳという全ゲノム関連研究があります（94ページ参照）。ある病気について、ゲノム全体を解析して、関係している遺伝子を見つけようという研究です。たとえば、健康な人と高血圧の人を大勢集めて、その遺伝子を比較してどこが違うのかを調べて、関連する遺伝子を探すのです。

そこでわかったのは、**赤くならないＡＬＤＨ２**（活性型）**は、お酒を飲むので高血圧のリスクに関係している**ということです。[21] お酒を飲む量に応じて血圧は上がってきます。あまり知られていないかもしれませんが、医者の常識です。

それから、**適量のお酒は動脈硬化を予防する**ので、ちょっと飲む人は、飲まない人やたくさん飲む人よりも寿命が長いという話があります。主な理由は、善玉のＨＤＬコレステロールが増えたりして動脈硬化が予防されるからだといわれています。ＧＷＡＳで**虚血性心疾患のリスクを減少させる**遺伝子に、やはり赤くならないＡＬＤＨ２（活性型）が選ばれています。[48]

また、**肥満の関連遺伝子**としても赤くならないＡＬＤＨ２（活性型）は選ばれています。[56] たくさん飲んで、たくさん食べるのかもしれません。たくさんお酒を飲む人のなかでの調査ではないのでＡＤＨ１Ｂは選ばれていません。

赤くならないＡＬＤＨ２（活性型）はＧＷＡＳで**痛風**のリスク遺伝子にも選ばれました。[45] アルコールは尿酸値を上げます。アルコールと尿酸というと、ビールのプリン体を考えますが、そんなにプリン体が強く影響しているわけではありません。アルコールが分解されるときに、ＡＴＰというエネルギー物質が分解されて、それがプリン体に似たものになり、最終的に尿酸になるのです。

ですから、プリン体ゼロでもビールのアルコール濃度が高ければ逆効果で、**アルコール濃度が高いほうが尿酸を上げる**かもしれません。尿酸が上がると、足の親指のつけ根などの関節が赤く腫《は》れて痛くなる痛風の危険性も上がります。

このように、お酒を飲むということに関わるさまざまな病気に、酒飲みになりやすい赤くならないＡＬＤＨ２（活性型）は関係しているのです。

第10章

アルコール依存症は危険がいっぱい

——予防のコツ、回復のコツ

依存症は病気です

久里浜医療センターは、アルコール依存症についての医療関係者向けの研修を行っています。私が最初に久里浜医療センターに赴任し、アルコール依存症の病棟を任されるようになってすぐにこの研修に参加しました。1週間、朝から夕方まで研修を受けるのですが、そのときに、「依存症とは何か」ということをすごく印象的に説明してくれた先生がいました。

たとえば、ネズミを薬物で依存症にしてしまいます。そして、その後、その依存物質をずっと与えないでおいて、普通の状態に戻します。それから、ちょっとだけ与える。そうすると、いきなり禁断症状がどっと出てきます。

依存というのは、脳の中に普通の人とは違うことが起こってしまうのです。それが記憶のような形でいったん作られてしまうと、その物質は普通の人がそれを飲むのとは全然違う反応を脳に起こす。それが依存です。

依存症になってしまった人は、依存という考え方でなければ、全部自分の自由意志で飲んでいるように思われがちです。いわば自分のせいで、自業自得だということになります。アルコール依存症の治療をしているときに、一般医がお酒を飲んできた人たちを嫌がるのは、これは自業自得の病気、そして、自分たちが何かしても、また帰ったら飲んでしまうだろう、あんたが悪いんだよという考えがあるからです。そうではないのです。

依存というのは、できやすい体質もありますが、**依存ができてしまったというのは病気になったということです**。やめたいのにやめられないのは、依存という病気のせいもあり、自分がすべて選んでいるわけではないのです。そういったことに気づき、依存というものを理解することで、そこに同情心や寛容な気持ちが生まれます。今では、アルコール代謝酵素の遺伝子型で、アルコール依存症に選ばれてしまう人がいることもわかっていますが、このような考え方を若い頃に知ったのは、私にはとてもラッキーだったと思っています。

アルコール依存症100万人とアルコール使用障害

これからの話は、「アルコール依存症の身体疾患」というテーマで患者さん向けの勉強会で話している内容がもとになっています。

まず、現在、アルコール依存症の人はどれくらいいるのでしょうか。

2013年の全国調査では、WHOの国際傷病疾病分類（ICD-10）の診断基準に当てはまるアルコール依存症者は57万人、既往まで含めて107万人と推計され、12％が女性でした[43]。一方、専門治療を受けている患者さんは年間4万人しかいません。多くの患者さんが重症化するまで治療を受けていないようです。

2013年に出版された米国精神医学会による新しい診断基準DSM-5では、アルコール使用障害という言葉を使っています。「アルコール依存症」ともっと軽症の「アルコール乱用」を一緒にして、「アルコール使用障害（alcohol-use disorder）」という名称に変えて、それを軽症から重症まで分けましょうというのです。

要するに、軽症も重症も含めて、問題が起こりそうな飲酒者全体に「アルコール使用障害」という疾患名をつけようということです。米国では、それほどアルコールの社会問題が深刻なのです。家族の3親等内に1人アルコール依存症がいるといわれている社会ですから、使用障害の人なんて周りにやたらといるわけです。そういう人たちから注意していこうということです。

一方、WHOは「アルコール依存症」の診断名を継続して使っており、軽症者が精神科医を受診しない日本でも、「依存症」の診断名が継続して使われています。

いずれにしても、久里浜医療センターには、このピラミッドの頂点の人たち、本当に超重症の

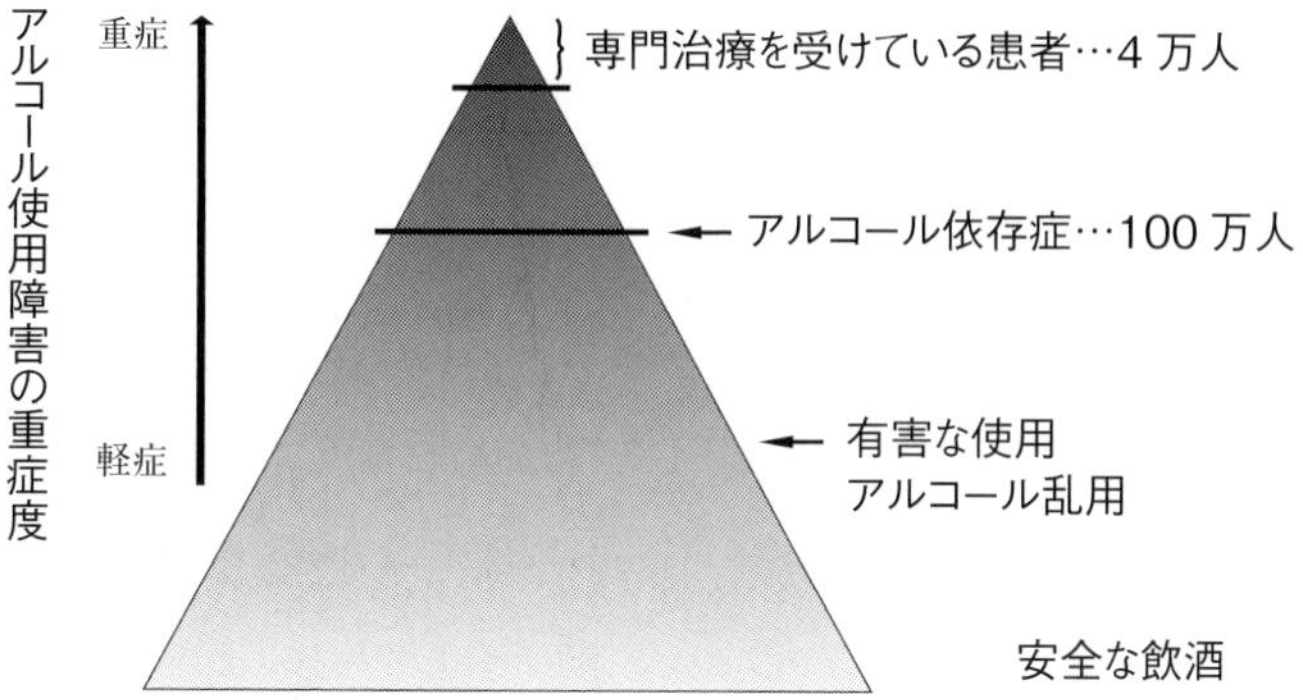

図10－1　アルコール使用障害とアルコール依存症

人たちが集まってきます（図10－1参照）。超重症の依存症の治療の基本は断酒する努力を続けることで、長期間断酒に成功しても再飲酒すればもとにもどる場合がほとんどです。早期に専門治療につながるべきで、断酒会とＡＡ（アルコホーリック・アノニマス）という自助組織の活動への参加も有効です。

大酒飲みと依存症はどこが違うのか？

ＷＨＯの国際的な疾病分類であるＩＣＤ－10には、アルコール依存症の診断ガイドラインが載っています。医学用語ですし、それをすべて載せてもわかりにくいので、そのエッセンスをわかりやすくまとめてみました。どのような人がアルコール依存症と診断されるのか。概要だけでもつかんでいただければと思います。

WHOの診断ガイドラインの依存症のエッセンス

1. 飲酒したい強烈な欲求。
2. 節酒（安全な量や回数に減らすこと）ができない。
3. 離脱症状（イライラ、不眠、ふるえなど）。
4. 耐性の増大（以前の量では効かない）。
5. 飲酒中心の生活。
6. 精神的・身体的問題があっても断酒しない。

3項目が過去1年間に繰り返し起こったか、3項目が同時に1カ月以上続いたらアルコール依存症

久里浜医療センター

久里浜医療センターは、国立療養所久里浜病院として、1963年に日本で初めてアルコール依存症専門病棟を設立。患者の自主性を尊重した治療は、〝久里浜方式〟として全国各地に広がっています。また、1989年にはWHO（世界保健機関）からアルコール関連問題研究・研修協力センターに指定され、現在、厚労省から日本で唯一の依存症治療の全国拠点機関に指定されています。

2012年4月には、独立行政法人国立病院機構久里浜アルコール症センターから久里浜医療センターに名称変更しています。

大酒飲みと依存症はどこが違うのでしょうか。

大酒飲みで習慣的に飲んでいても、そんなに飲みたい強い気持ちはない。飲む量を減らそうと思えば簡単に減らせる。少しの飲酒でも十分楽しめる。イライラも不眠もなく、飲まない日も大丈夫。飲酒中心ではなく、夜は大酒を飲むけれど、仕事もしているし、いろいろ趣味もあって土日は出かける。からだも壊れていない。精神的にも安定している。こういう人は、アルコール依存症ではありません。しかし、毎日5合近く飲む人でこういう人がどれだけいるでしょうか。

日本の社会は、アルコール依存症になった人には厳しいですが、潜在的な依存症やアルコール乱用に対しては甘い社会です。重症の依存症になるまで甘い評価を受けるわけです。記憶がとんでいるブラックアウトがときどきあっても、どうってことないくらいの感じです。仕事ができていれば、いくら飲んでもいいやとなります。

若くしてアルコール性膵炎《すいえん》を発症したとしましょう。膵臓はいったん壊れると、飲んでいる限り何回でも壊れつづけます。でもまだ若いし、仲間からの誘いもあるし、この身体的問題があっても飲酒をやめるわけにはいきません。膵炎になるぐらいですから耐性増大があり、若い頃より強くなっていきます。その人が量を減らすことができなければ、アルコール依存症と診断されます。

特に若いうちは、周りが寄ってたかって飲ませようとする傾向があります。仲間内の一緒に飲ませようとするプレッシャーが非常に強い。飲んで当たり前、ちょっとぐらい良いではないかという環境にいる人が、アルコールでからだを壊して、アルコール依存症の仲間入りということも十分ありえます。

日本ではアルコール依存症の人は、WHOの診断基準でみて、成人男性の50人に1人です。それを病気として本人も医者も認めたがらない。肝炎、膵炎、骨折などで内科や整形外科には通院するけれど、依存症かどうかの診断は受けていない。精神科医を受診するときには、すごく大変な状態になっているのです。

仕事ができている大酒家でも、きちんと調べれば相当アルコール依存症の人がいると思います。医者も家族も本人もわかっていない人は大勢います。

日米ではアルコール依存症のとらえ方が違う

アルコール依存症というと、昼間からお酒を飲んでいて、酔っぱらい、酒が切れると手がふるえるというイメージを浮かべる人が多いのではないでしょうか。しかし、映画やドラマの中でしか見たことがないという人が大多数だと思います。

アルコール依存症の人は、日本の現状ではこのようになってようやく専門治療を受けにきますが、それがアルコール依存症の人の中核ではありません。

一方、欧米では、アルコール依存症が家族に1人くらいいて、アルコール依存症に対して社会的な理解があります。そして、断酒した人たちを立派とみる社会です。家族にいれば、自分たちの問題だし、断酒するために努力する姿を身近にみているからです。ああ、たいしたもんだと、飲んでいたときと評価が逆転するわけです。日本では、かつて依存症になった人も含めて、男性の50人に1人、今なっている人は100人に1人です。女性はその10分の1です。たとえていえば、町内に1人の病気です。町内の人はあの家のあの人だねという感じです。その人が努力して回復する姿なんて、みる機会がありません。

そうすると、どうなるか。やめたって、そんなのやめて当たり前だよということになります。日米の比較研究で、**断酒してアルコール依存症から回復した人を尊敬すべきかどうかという結果をみても、アメリカ人は大勢の人が尊敬すべきだと評価しています。**しかし、日本ではそういう評価をする人は少ないという結果でした。そこは、**町内のだれかの家の病気なのか、自分の家族の病気なのか**という、なりやすさの背景が全然違うということがあります。

いずれにしても、日本ではまだ本当に重症にならないと病院に来ないというのが現状です。

アルコール依存症になりやすい飲み方

アルコール依存症であるかどうかはともかく、アルコール依存症になりやすい飲み方というのはあります。次のようなものです。

アルコール依存症になりやすい飲み方

・イライラして飲む（やけ酒）。寂しいから飲む。
・休日に昼間から飲む。退屈だから飲む。
・未成年から飲み始める。
・酔ったときの記憶がないことがある。
・ひとりで飲む。
・眠れないから飲む。
・強い酒を一気に飲む。食べずに飲む。
・薬（精神安定剤、睡眠薬）と一緒に飲む。
・不安・緊張感を楽にするために飲む。

こういう飲み方をしていると、依存症の診断基準を満たしてくるようなことになりますので、注意してください。

入院治療は初回が大切で、2回目でもチャンスはある

久里浜医療センターで入院治療すると、どれくらいの人が断酒に成功するのでしょうか。

認知行動療法と集団勉強会などの入院プログラムを終了して退院した人では、初回の入院の人と、2回目の入院の人、リピーターになって3回以上入院した人では大きく違います。

過去1年間に7日以上飲まなかった人を準断酒とすると、準断酒まで入れると**1回目に病院に来て専門治療を終了すると、約50％の人が1年間の断酒に成功します。それが2回目の入院になると、30〜40％となり、3回目になると断酒に成功する人はさらに減ってしまいます。**

ですから、初回の専門治療がいかに重要かということです。もちろん、2回目も十分チャンスがあります。ですから、2回目の患者さんが来たときには、どのくらい頑張れたのですかという頑張った話と、どこで失敗したのか、失敗したときの状況や考え方を聞きます。

そして、今回そのような状況にまた入ったらどうするか、しっかり計画を立てて帰りましょうという話になります。2回目の人たちは、やはり今度こそという気持ちが強いので、ここが大事なのです。

アルコール依存症患者さんの平均余命は11年

１９８７年の久里浜医療センター退院後の生命予後調査があります[14]。この頃は病院から申請をすると、死亡診断書まで取り寄せることができましたので、ほぼ１００％追跡されている研究です。

女性の患者さんと男性の患者さんは生命予後が違うのではないかという仮説で、女性に合わせて調べたものです。女性の患者さんと同時期に入院した同じ年齢の男性患者さんを選んで男女で比べたものです。最初の平均年齢は40歳代半ばでした。11年後に半分の人が亡くなっていましたが、まだ全員が生存していたとしたら50歳代半ばの若さです。

平均余命がなんと11年しかありません。男性も女性も同じように亡くなっています。おかしいですよね。男性のほうがからだを壊している人が多くいます。飲み始めも、飲んでいる時間も長いからです。でも、女性も同じように亡くなっています。これは、女性のほうが短期間にアルコール依存症になりやすく、肝臓も壊れやすいし、からだが小さいので危険な場面がいろいろやってくるということかもしれません。

久里浜医療センターの別の研究で、家族のいる人からの聞き取り調査があります。472例で、退院4年後には85人が亡くなっていました[68]。

これだけ亡くなっていて、家族がどのように患者さんの飲酒状態を評価していたか。生きている人の41%は断酒に成功していました。やはり入院してよかった、と喜んでくれています。しかし、亡くなった人では、70%が入院前と同じように飲酒していて、断酒をしていた人は12%でした。生きている人で入院前と同じように飲んでいる人は25%しかいませんでした。

このように、**飲酒を続けていると、生き死にの勝負がすぐについてしまうというところが、アルコール依存症の怖いところです。**

日本では、アルコール依存症として病院にかかる人は身体的にも精神的にも相当ボロボロになっている人が多いので、この人たちに**節酒をめざしましょうというと、命がけということになり、亡くなってしまうということが起こります。ですから、断酒以外の選択肢を提示するのが難しいのです。**

しかし、先ほど述べたように、これは100万人のアルコール依存症の中の重症の4万人で、ピラミッドの頂点なのです。ピラミッドの底辺のあたりには、治療を受けずに治ってしまうような人もいるはずです。かつてアルコール依存症だったけれども今は違うという人は50万人で、現在アルコール依存症である人は50万人ですから、断酒ではなく節酒に落ち着くような人たちも大勢いると思います。

そういう人たちに、どのようにアプローチしていくかということは大きな課題です。専門病院には軽い人はあまり来ないので、おそらくアルコール依存症でからだを壊した場合、内科などの他科の病院に行っているのかもしれません。転んで骨折した。肝臓がちょっと悪くなった。あるいは会社の健康診断で引っかかっているというだけかもしれません。仕事はバリバリやっていて、何の問題もない。でも、アルコール依存症が疑われる。そういう人たちに、どのようなアプローチをするかということがすごく大事になってきます。

人知れず亡くなって、家族が発見

アルコール依存症472人の調査を退院後5年に延ばしたときには、99人の患者さんが亡くなっていました。死亡時の平均年齢は51歳です。

この亡くなり方で特徴的なのは、自宅で亡くなった人、家族が発見したという人が36人で、3人に1人がこういう亡くなり方をしていました。そして、その日に死んでしまうなんて思っていなかったという人が38人もいました。原因がよくわからず、急性心不全とされた人が34人もいました。急性心不全という言い方はかつて原因がよくわからない死体検案病名として使われていましたが、現在はそのような使い方はしないようになってきています。

このように、**アルコール依存症の人は人知れず亡くなって、家族に発見される人がすごく多いのです。**

急病死した患者さんは、死体検案を受けます。解剖すると、大きい腫《は》れた肝臓が目立ちますが、これしか目立つ異常がない人がかなりいます。そして多くは、次の写真のように、軟らかい肝臓で表面はつるっとしていてやや黄色味を帯びた脂肪肝です（**写真10－1** ※巻頭のカラー口絵参照）。

次の写真は、顕微鏡で見ると泡だらけのように見え、一つ一つが中性脂肪という脂をため込んだ肝細胞です（**写真10－2** ※巻頭のカラー口絵参照）。高濃度のアルコールにさらされていると内臓脂肪や皮下脂肪が分解されて肝臓に運ばれ、中性脂肪に合成されて肝臓に閉じ込められます。アルコールからも脂肪が合成されます。肥満の脂肪肝とは違う、やせていてもできるアルコール性脂肪肝です。

この脂肪肝しかなくて、亡くなっている患者さんが多く、何だろうというのがずっと謎でした。人は脂肪肝では死なないからです。

大酒家突然死症候群

20年前の話なので現在もそうかはわかりませんが、東京都監察医務院で当時死体検案をしていた現在肥前精神医療センター院長の杠《ゆずりは》岳文《たけふみ》先生からうかがった話です。東京都監察医務院ではこの状態のとき、死体検案書の死亡原因の欄に、アルコール性肝障害と記入することが多かったそうです。一方、大阪府の監察医務院では、このような場合の死亡原因の欄の記入を、アルコール性の心疾患とすることが多かったそうです。亡くなるとき、不整脈は最後に絶対起こりますし、心臓を顕微鏡で見れば、線維化の異常が少しはあるからでしょう。ですから、大阪で亡くなると心臓病、東京で亡くなると肝臓病というぐらい、よくわからない亡くなり方が多いのです。
東京都監察医務院で**死体検案した35歳から54歳の急病死した男性では、35%がアルコール依存症で、中年までの男性の急病死にアルコール依存症が深く関わっている**ことを杠先生が報告しています。[94]

このような**急病死での亡くなり方はアルコール依存症独特**で、海外でもいろいろな研究がされたのですが、死体をみてもわかりません。しかし、その中には家族が気づいて、救急病院に搬送されたけれども、救急外来で亡くなってしまった場合もあります。心筋梗塞などはっきりと診断がつけられなければ、監察医務院に運ばれてきます。アルコール依存症であることが明らかで、高度の脂肪肝しか見つからなかった、そういう救急病院経由の人のカルテをたくさん見れば、答えがあるのではないか。杠先生はそう考えて、都内の救急外来にさかのぼってカルテを見せてもらったのです。そうしたら、多くのカルテで同じことが書いてあり、**アルコール依存症に多い死因の「大酒家突然死症候群」にたどり着きました**。[95]それは、次のようなものです。

大酒家突然死症候群

・食べない多量飲酒が原因

・高度の脂肪肝を伴い急死する

・意識障害、ショック、脱水、低体温

・アルコール性低血糖
・アルコール性ケトアシドーシス
・低カリウム血症（慢性の下痢）

食べないで飲んでいたというのが背景にあるということです。そして、救急搬送されたときは意識がなくなっていて、血圧が下がっており、脱水、低体温があった。

特徴的なのは、アルコール性低血糖の多さです。空腹で血糖値が下がると、肝臓からブドウ糖が放出されます。しかし、食べない飲酒が続くと、ブドウ糖のもとになるグリコーゲンが肝臓で枯渇してしまい、さらにアルコールの代謝に忙しい肝臓はブドウ糖の放出もやめてしまいます。30mg/dLを切るようなブドウ糖の値になると、脳はブドウ糖を主なエネルギー源としているので、意識がなくなってしまいます。普通の人は70mg/dLを切ると、お腹がすいて力が入らなくなり、50mg/dLになったら冷や汗がダーッと出て、ブルブルふるえるようになります。

しかし、お酒をたくさん飲んでいるアルコール依存症の脳というのは、酔っぱらっているときはなおさらですが、しらふの時間であっても、そういう危ない状態に気がつかないのです。だから、ギリギリのところまでいって、最後に一気に昏睡に入っているのではないかと想像されます。

脳が使えるもうひとつ別のエネルギー源があります。それはケトン体です。ケトン体は飢餓のときに出てくるもので、ブドウ糖がないのでしかたがなく、アルコールと脂肪を分解してケトン体にし、それが脳に行ってエネルギーとして使われます。ですから、この状態になると、脂肪肝からケトン体が多量に放出されます。ケトン体はケトン酸ともいい、酸性の物質です。これがたまると、アルコール性ケトアシドーシスという病気になります。血液が酸性になって、ショック状態に入っていきます。

アルコールばかり飲んでいると、アルコールは利尿剤なので脱水になります。飲み過ぎの経験のある人は翌朝のどが渇くことを知っています。依存症ぐらい飲むと下痢も結構起こります。アルコールで下痢している人は、お腹は痛くならないようです。いつもアルコールを上から入れては下から出しているという感じです。水みたいな下痢。この利尿作用と下痢によって、カリウムというミネラルが失われていきます。アルコール依存症は下痢で死ぬ人もいます。カリウムが下がり過ぎて、心室細動という不整脈を起こして心停止するのです。

こういった食べないで飲酒していることからくる代謝障害が、実はアルコール依存症の急死の背景にあるということがわかったのです。この頃、ケトン体がたまって、代謝障害でアルコール依存症者が急死するという論文が海外からもいくつか出てきました。食べない飲酒は一番怖いということです。

バナナ1本が命を救う

大酒家突然死症候群を防ぐ方法はあります。このことがわかってからは、私も20年以上にわたって患者さんに話してきました。

大酒家突然死症候群の予防

・飲み始めてしまっても、3食食べよう。
・牛乳、バナナ、ゼリーなど離脱状態でも食べられるものを検討しておこう。
・食べられなくなったらすぐ医療機関を受診しよう。家族と前もって相談しておこう。

飲み始めてしまっても、3食食べようです。牛乳、バナナ、ゼリーなど離脱状態でも食べられるものを検討しておきましょう。

アルコール依存症の人には牛乳が好きな人が多くいます。これはなぜかと想像してみると、牛乳は胃に膜を張って、悪酔いを防ぐという迷信があるからかもしれません。もちろん、迷信です。アルコール依存症の人はこの話を結構知っています。悪いことをしていると思うと、良いことも少ししたくなるというのが人情ですから、そのことが、すごくお酒を飲む人には牛乳を毎日飲む人が多い背景にあるのかもしれません。毎日の牛乳には、お酒を飲む量を減らす力があります。水分でふくれるからかもしれませんが、1日の飲酒量が20%近くも少なくなります。平均飲酒量は毎日牛乳を飲んでいる患者さんは日本酒換算で4・7合ですが、そうでない患者さんは5・6合でした[16]。体重も維持されて衰弱も予防されます。

それから、**バナナはすごく重要です。バナナで生きてたどり着きましたといって再入院してくる患者さんもいます**。下痢をするとカリウムが出てしまうと述べましたが、アルコールの利尿効果で尿と一緒にカリウムも出てしまい、カリウムが下がります。カリウムは筋肉を動かすミネラルなので、だるくなります。そこからお酒を飲んでテレビを見ているだけでいいやということになってしまうのです。何もしたくなくなって、寝たきり、おむつ、衰弱というように進んでいきます。その入り口が、低カリウム血症で、突然死もくるわけです。

医者が処方する一番大粒のカリウムの錠剤1錠分が、バナナ1本でとれます。だから、だるくなったらバナナ1日1本食べてください。食事がとれなくなってもバナナは食べてください。そうすれば、だるさが取れて、もう一度仕切り直しが自分でできるかもしれないということです。

それから、ゼリーはコンビニで売っているノンカロリーではないほうの糖質たっぷりのゼリーです。そういったものなら入ります。命を守るために、このようなことを検討しておきましょう。

もちろん、一番重要なことは、食べられなくなったらすぐ病院へ行くことです。この状態ではひとりで行けないかもしれないので、家族と前もって相談しておきましょう。

食べない飲酒からくる病気

食べない飲酒からさまざまな病気が起こります。

アルコール依存症では、ビタミンB1不足による記憶力障害があります。脳の萎縮などのアルコールの直接的ダメージもありますが、これもあります。アルコール性認知症とは別に、ビタミンB1不足による重症型の脳障害に、ウェルニッケ・コルサコフ症候群があります。

ウェルニッケ・コルサコフ症候群になると、記憶がザルのようになってしまいます。眼振《がんしん》といって目がふるえて物が二重に見えたり、バランスがとれないなどの症状を伴って、突然発症します。食べないで飲んでいて、ある日突然、人が変わってしまって、へんなことを言いだすという状態に入ってしまうことがあり、非常に怖い病気です。

「目で指の動きを左右に追ってください」と言って、人差し指を立てて左右に動かし、それを目で追ってもらうと、ウェルニッケ・コルサコフ症候群の人は、横目のときに目がふるえます。酔っぱらっているときのふるえではなく、アルコールが抜けていてもふるえるのです。

そこで、必ず聞く質問があります。「あなたの仕事は何ですか？」という質問です。そうすると、みんな正確に答えます。たいがいの人は答えられます。でも、その次は違うのです。「**いつまで働いていましたか？**」という質問をすると、ウェルニッケ・コルサコフ症候群の人は、「いや、今も働いていますよ」と即答してきます。記憶がザルになっているので、仕事にしばらく行っていないことを思い出せないのです。

すごく印象に残っているのは、上司に連れてこられた患者さんです。なぜ上司が連れてきたかというと、「今日具合が悪いから仕事休みます」と、上司に電話がかかってきたのです。でも、その人は長期間休職している人でした。ウェルニッケ・コルサコフ症候群になったために、休職しているということを忘れてしまったのです。昔の習慣で、具合が悪いから今日仕事を休みますと電話をした。それで上司はびっくりして見にいき、おかしくなっているというので連れてこられたのです。認知症の人は「う〜ん？　いつだったかな？」という感じですが、ウェルニッケ・コルサコフ症候群の人に聞くと、「今も働いていますよ」というふうに即答します。

葉酸、鉄不足で貧血にもなります。葉酸は造血ビタミンですが、傷ついたDNAを修復し、がんからからだを守る重要なビタミンです。免疫力の低下や感染症になりやすいということも起こります。食べるということは大事なことなのです。

患者さんの集団勉強会で「飲酒していて食べられなくなったエピソードがあった人は手を挙げてください」と言うと、患者さんのだいたい7割くらいが手を挙げます。

単身者は特に怖いです。患者さんで、単身者と家族のいる人で比べた調査[16]では、家族のいる人は6割近くの人が3食食べていて、ほとんど食べないか1食という人は15％でした。しかし、単身者はほとんど食べないか1食という人が24％もいました。

このように多量飲酒が続いて食べないという状態に入ると、痛いとか苦しいとかがなくても、とんでもないことが起こる可能性が高く、すごく怖い状態なのです。

アルコール依存症では糖尿病の突然死も多い

私がアルコールの研究を始める最初のきっかけになったのは、森田《もりた》和子《かずこ》さんという依存症の回復期病棟の看護師長との出会いでした。久里浜医療センターのアルコール依存症の治療システムは、河野《こうの》裕明《ひろあき》先生となだいなだ（堀内秀《ほりうちしげる》）先生の2人がつくったとよくいわれていますが、森田さんも入れなければいけません。

病棟で雑談したとき、森田さんがこういうものがあるといって、リストを渡してくれました。それは、自宅で死んで見つかったアルコール依存症の患者さんのリストでした。「ここの患者さんは、よく家で亡くなっているのよ」と言うのです。森田さんは、患者さんにも家族にも非常に深く関わっていました。

そういう人なので、患者さんが退院後どうなったかというのをかなり詳しく把握していて、リストを見せてくれたのです。「不思議でなんなのかわからないのよ」と言うので、そのリストをもらい、どういう人が家で亡くなったのかということをカルテで調べてみました。

それで非常にびっくりしました。リストのうちの4割近くの人が糖尿病の患者さんだったのです。

アルコール依存症で糖尿病の人は、退院後に自宅ですぐ死んでしまうのだということがわかり、これは何が起きているのだろうということで、研究は突然死のほうから入っていきました。退院した患者さんの予後調査でも、糖尿病があるアルコール依存症の患者さんが断酒できないと短期間に大勢亡くなっていることもわかりました。糖の代謝に関わる肝臓や膵臓がやられて、アルコール依存症の患者さんには糖尿病になる人が多いのです。そして糖尿病があると、肝硬変とまったく同じ寿命の経過で、急死で死後に発見された人が大勢いました[68]。もちろん断酒できた患者さんは普通の糖尿病の患者さんと同じで経過良好でした。いろいろ調べていくと、糖尿病とアルコール依存症の共通の合併症に自律神経の破壊があり、自律神経が壊れると、突然死しやすいということがわかりました。糖尿病でもアルコール依存症でも自律神経が壊れると血圧や脈拍のコントロールができなくなり突然死しやすくなります。アルコール依存症で糖尿病の患者さんは、自律神経障害が非常に高度で、それが心電図を使った自律神経検査でも異常が出ています。突然死する可能性のあるような心電図異常もあり、実際に調べてみると、そういう自律神経障害の強い人ほど亡くなっていて突然死が多かったのです[60]。

それから、インスリンをたくさん打ちながらお酒を飲むと、低血糖に気がつかないのではないかと思いました。また、アルコール依存症が再発して病院に行かなくなって、インスリン注射をやめてしまう場合もあります。インスリンを打っているアルコール依存症の患者さんの初診外来で必ずする質問があります。「インスリンは何年打っていますか」。ほとんどの患者さんが数年前からで、5年以上打っている人は稀です。これはインスリン注射をしながら依存症としては長く生きられないからだと思います。

そういったことに気がついて、糖尿病教室を始めました。

総合病院の糖尿病教室では、糖尿病とは何か、合併症にはこんなものがあるという話をして、運動療法をしましょう、食事療法をしましょうという話になります。しかし、そうではなく、糖尿病でお酒を飲んでいると、すごく寿命が短い。肝硬変と同じくらい寿命が短くて、アルコール依存症のままだと血糖コントロールは困難で、ひどい高血糖、免疫不全、脱水、低血糖が起きて突然死も多い。そんな話に重点をおいて、一般の糖尿病教室の話も混ぜながら、アルコール依存症の患者さんの中で糖尿病の人を集め、栄養士さんと一緒に始めたのです。目標は断酒して普通の糖尿病にしましょうということです。それは1988年からずっとやっていて、今もやっています。

アルコール依存症では禁煙すると断酒の成功率がすごくあがる

アルコール依存症の病棟は、昔は病棟の中に喫煙ルームがあって、夜な夜なタバコを吸いに患者さんが病室から出てきていました。眠れないからといって、タバコを吸っているわけです。眠れないから、睡眠薬もすごく増えます。

逆に今は、病院は敷地内禁煙にしていますから、夜眠れる人がしっかり増えていますし、夜静かになります。

アルコールはいろいろなものを破壊する力が絶大です。健康も家族も仕事も、みんな奪っていきます。そのアルコールに比べたら、タバコは大したことはないのではないかという考え方があります。しかし、**アルコール依存症では、タバコで死ぬ人のほうがアルコールで死ぬ人より多い**という研究があります。

次に示すのは、１９９６年に出た『ＪＡＭＡ』というアメリカの有力な医学誌のデータですが、平均年齢41歳のアルコール依存症の人８４５例の20年間の追跡調査です[17]（**図10－2**参照）。

845例の米国依存症患者（平均年齢41歳）の追跡研究

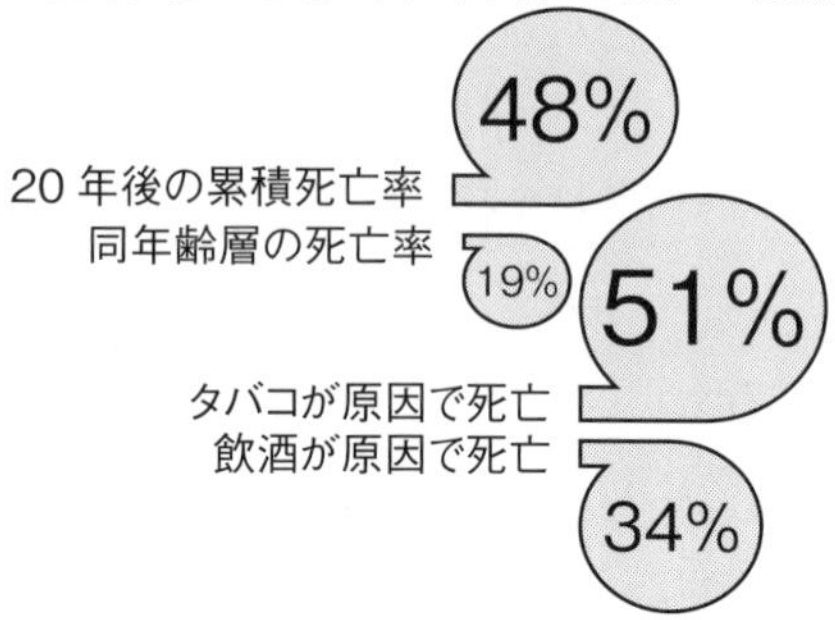

文献17（Hurt ほか，1996）をもとに作成

図10－2　アルコール依存症ではタバコで死ぬ人のほうがアルコールで死ぬ人より多い

20年後の累積死亡率は48%でした。つまり、平均余命は20年ということです。久里浜医療センターでは平均余命が11年でした。こちらのほうがずっと長い。これは早期の軽症の依存症の人も、治療に取り組んでいるからでしょう。それでも同年齢層アメリカ人の死亡率が19%なので、この差はやはりひどいものです。

驚くべきことは、**タバコが原因で亡くなったと認定されている人が51%、飲酒が原因で亡くなっている人は34%**でした。

これは20年の追跡調査だからです。20年ということはアルコール依存症から回復した人もかなりいて、いろいろなことがうまくいっている。そうしたなかで、タバコで足をすくわれたわけです。これは1996年の研究ですから、スタートラインはその20年前になります。まだタバコをやめようという機運が社会的に高まっていない時期の話です。

アルコール依存症とニコチン依存はすごく深い関係がある病気なので、今はこの2つを同時に治療していこうという動きになってきています。

2011年の論文ですが、1000人を超える患者さんの追跡調査[53]で、断酒治療の後、1年後に禁煙していた人。治療前から吸わなかった人。ずっと吸っている人。それから治療前は禁煙していたけれど、また吸い始めた人。それぞれの人の**9年後の断酒成功率をみると、治療後禁煙した人は53%、治療前から吸わなかった人は47%が成功しています。逆に、ずっと吸っている人は40%、禁煙をやめて吸い始めた人は37%**と、こんなに違いがあるのです。

では、久里浜医療センターではどうでしょうか。[70]アルコール依存症の男性ではタバコを吸う人が80%です。そして、60%の人は1日20本以上吸っているヘビースモーカーです。ちなみに、今の日本人の男性の喫煙率は30%ぐらいですから、かなり多いといえます。これは偶然ではないのです。ニコチン依存症とアルコール依存症がセットで発症しているということです。

禁煙治療プログラムを断酒治療プログラムと一緒に行うようになってから、退院後の飲酒と喫煙についての手紙による調査を行いました。結果は、退院後に6カ月間断酒していると返信をくれた人の半数はタバコを退院後に吸わない人でした。

タバコと縁を切るとなぜ断酒につながるのか。ここにはいろいろな理由があります。ひとつは、だれでも思うことは、タバコと酒は一緒にやる習慣だからです。片方をやるともう片方をやりたくなるような習慣だということです。

それから、もうひとつは、アルコール依存症の人はニコチン依存症を合併している人がすごく多いということです。ニコチン依存症の人は、ニコチンが脳の中のニコチンアセチルコリン受容体につくと、ドパミンを出します。ドパミンは気持ちを落ち着かせたり、満足感を与えたりします。

ニコチンはタバコを吸わないと、だいたい30分で濃度はゼロになってしまいます。出ていたドパミンの快楽はピタッと止まるわけです。そうすると、ニコチンが欲しい、となるわけです。

これがイライラ、怒りっぽいということにつながります。もちろん、ただ吸いたいというだけかもしれませんが、吸ったときにドパミンが出て、リラックスできたと錯覚するわけです。この循環を繰り返している人は、ドパミンを出す脳内の報酬系が働かなくなります。報酬系欠損症候群という言い方もあります。ちょっとしたことでドパミンが出て楽しく満足できるということが起こりにくくなります。ニコチンがいつもないとダメな状態です。

楽しい活動を増やすことが大事

タバコもお酒もやめるうえでいろいろな具体的な方法が知られていますが、とても役に立つ方法のひとつは、「楽しい活動を増やす」ということです。**お酒を飲みたくなったら、ほかの楽しい気晴らし、達成感のあるような何かをする**ということです。「楽しい活動のメニュー」といって、楽しいことのリストを手帳などに書き出しておいて、吸いたくなったり、飲みたくなったりしたら、そのリストから選んで実行するのもよいでしょう。

掃除をする。散歩に出かける。カラオケに行く。自分の趣味をやる。そういったものをすることによって、報酬系が働いて、ドパミンが出て、満足だとなるわけです。

そこのところが働かない状態に、ニコチン依存症もアルコール依存症も陥っている可能性があるのです。ですから、タバコをやめて半年経つと、憂うつ感や不安感をはじめ、精神的な不安定さが、抗うつ薬や抗不安薬などの治療薬を使ったくらい改善するということが、大きなメタ解析で明らかになっています[51]。

楽しい活動を増やして、禁煙していると、その人のもっている精神的な能力が本来の高さへと

回復してくるのです。そこで断酒にチャレンジするので、余計うまくいくのでしょう。

アルコール依存症の人の禁煙というのは、断酒への最短の近道だろうと考えています。

禁煙の勉強会も久里浜医療センターでは毎週やっています。そして、**チャンピックス（一般名：バレニクリン）というような禁煙補助剤も使います。**病院ですから、吸えない環境というのもあります。そういう形でやってはいるのですが、それでもアルコールとタバコの2つを我慢するのはつらいという人もいます。

チャンピックスという薬は、アルコール依存症の人には使いやすい薬です。チャンピックスは、ドパミンを出すニコチンアセチルコリン受容体に蓋《ふた》をします。ニコチンがきてもそこが蓋をされているので、くっつけない。そして、蓋をしているだけでなく、ゆるく刺激してドパミンを出します。

このゆるいドパミン放出によって、悪夢をみたり、吐き気がしたりします。これはチャンピックスを服薬すると、けっこう大勢の人に出る副作用です。3人に1人くらいに、そういう症状が出て、内服を中止する場合もあるそうですが、アルコール依存症の人には脱落者がめったに出ません。つまり、ちょっとくらいドパミンが出ても副作用が出にくい。少量のドパミンでは効かない脳かもしれないし、そもそもあまりドパミンが出ないのかもしれません。

国立病院機構は禁煙にするということになり、久里浜医療センターも禁煙になりました。いざ実行してみると、バス停で患者さんが集まって喫煙したり、ポイ捨てしたり、病院として何度か禁煙は無理ではないかという会議も開かれました。そのたびに、医師よりも看護師やケースワーカーが応援してくれて、禁煙治療が継続できています。

患者さんはすぐに負けそうになるので、断酒のためにも禁煙が役立つという科学的な証拠も含めたタバコ勉強会も毎週行っています。

海外ですでに実証されてきたとおり、禁煙した人には、断酒成功者が多いということがわかってきました。久里浜医療センター退院後のすべての患者さんを対象とした1年間の大々的な予後調査が最近行われました。まだ解析段階ですが、退院して1カ月後に禁煙していた患者さんは、大うつ病も合併した難治性の患者さんとその合併がない患者さんとの差と同等の大きな差で、アルコール依存症の経過も良好でした。**タバコと縁を切ると、精神的に安定してお酒をやめていけるのです。**

タバコの禁煙治療プログラムを一緒に行うというのは、アルコール依存症の治療では、まったく新しいプラスアルファです。禁煙治療の導入によって、断酒の底上げが全体的に行われているはずで、こういったことを広げていくこともすごく重要なことだと思います。

アルコールによる肝障害

肝臓は沈黙の臓器です。採血結果でＡＳＴ（ＧＯＴともいいます）やγ《ガンマ》-ＧＴＰが少々高くても、何の症状も出しません。

大量飲酒を続けていると、アルコール性脂肪肝になります。脂肪肝といっても、この人たちは太っているわけではなく、ガリガリで皮膚もカサカサな人もいます。長いあいだ、アルコールが体内をめぐっていると、内臓脂肪や皮下脂肪が溶けて、肝臓に運ばれてきて、そこで中性脂肪に合成されて肝細胞内に閉じ込められます。アルコールからも脂肪が合成されます。これがアルコール性脂肪肝です。

アルコール性肝炎になると、黄疸《おうだん》が出ます。黄疸になると目の白いところが黄色くなります。これを簡単に自分で判定する方法は、**朝の尿が濃いウーロン茶の色になっているかどうか**です。尿の色が濃いウーロン茶の色のときは肝臓の働きが落ちているということで、黄疸が出ています。昼間は食事をしたり、水を飲んだりして、薄まってしまうので、あてになりません。尿の色が濃いウーロン茶のような色になるということがよくあったという人は、肝炎を繰り返している人です。

微熱が出て、足がむくんで、腹水《ふくすい》がたまって、肝臓が右の脇腹《わきばら》のところに腫《は》れて出てくるのですが、そこを押すと痛い。それが肝炎です。

肝硬変になると、肝臓の表面がごつごつして、硬い肝臓に変わります（**写真10－3**　※巻頭のカラー口絵参照）。

肝生検といって、細い針で、肝臓の表面をちょっと刺して抜いてくると、糸くずみたいな肝臓の組織が取れます。それを染色して、顕微鏡でのぞくと、このように見えます（**写真10－4**　※巻頭のカラー口絵参照）。

肝臓の生きている細胞は紫色で島状に取り残されて、それを取り巻く海のような感じで、コラーゲン線維が増えてきています。このコラーゲン線維が肝臓が硬い背景です。日本人のアルコール性肝障害では、黄疸や腹水を繰り返すアルコール性肝炎ではなく、**静かに肝臓の線維化が進行して肝線維症になり、初めて症状が出たら肝硬変になっていたという経過が多い**ことが知られています。

厳密にいうと、肝障害の分類というのは、このようになった組織像につけられた診断名です。しかし、普通は、肝生検をしないで診断しています。そのときの目安になるのが、採血で推測できる肝臓のコラーゲン量です。Ⅳ型コラーゲンが、日本のアルコール性肝障害の判別では一番良いといわれています。採血や画像診断の所見から、肝硬変などの診断がなされています。手のひらの側面が赤くなる手掌紅斑《しゅしょうこうはん》という現象があります。肝臓の働きが落ちるとそのように赤くなります。

そして、肝硬変になると、クモ状血管腫といって、胸に小さい花火みたいな血管模様が出てきます。押すといったん消えて、離すと、花火がパーッと花開くみたいに開きます。

女性化乳房というのも出てきます。女性ホルモンのエストロゲンが肝臓で分解できないことから起こります。男性も男性ホルモンからエストロゲンを微量に作っていますが、そのエストロゲンが余ってしまって、それがクモ状血管腫を作り、男性には乳腺はないので乳管を広げるのです。ここまでくると肝硬変の疑いが相当高くなります。

肝硬変になると食道静脈瘤《じょうみゃくりゅう》ができてきます。食道には糸みたいな細い血管しかないのですが、肝臓が硬いので肝臓に入れない内臓からの一部の血液がこちらに迂回してきます。最初は細いのですがだんだん太くなっていって、最後は瘤《こぶ》みたいになります。こうなったら、内視鏡でしばったり、注射を打ったりして、これをつぶす治療をします。アルコール依存症の人に聞いてみると、**食道静脈瘤の治療を受けた理由のダントツの1番は、食道静脈瘤が破裂して吐血したためです。**

それまで病院に行かないということもあるでしょうが、飲んでいると破裂しやすいということです。

肝臓は断酒すれば再生する

アルコール性肝硬変の人は、継続してお酒を飲んでいると短命です。久里浜医療センターでは、重症なアルコール依存症があって、飲み方が半端ではないし、飲むと通院しなくなるからかもしれませんが、**退院後も飲酒を続けた人の4年生存率は35%、断酒を続けた人では88%**でした[68]。もちろん、この人たちは自暴自棄になって飲んでいるわけではありません。肝硬変の患者さんには、肝臓は断酒すれば再生するということもちゃんと勉強してもらっています。

この人たちはなぜお酒を飲んでしまうのか。それは、何かのきっかけがあるからです。しかし、その日のうちに連続飲酒に入るかというと、そういう人もいないわけではありませんがめずらしいといえます。多くの人は、その日はブレーキが利いて、2合で抑えたというように飲めるわけです。しばらくやめていて体調もいいし、2合くらい久しぶりに飲んだのでこたえられないくらいおいしい。理由もあります。嫌なことを忘れられたかもしれないし、友達とすごく楽しく過ごせたかもしれません。

そういうことを1回やってしまうと、ときどきこれをやってもいいのではないかと思ってしまいます。こっちの誘惑は強力です。なにしろ、自分で節酒できたという実感があるからです。

そこで、ときどき飲酒を始めます。そうすると、依存症があるので、半年以内にはみんなもとの飲酒に戻ってしまいます。それが依存症再発になるわけです。たとえ話として患者さんによく話すのは、最初のうちは何回か連勝する博打《ばくち》だけれど、必ず最後に大負けして悲惨な結果で終わる博打のようなものだということです。初めの連勝が約束されているのですからこの誘惑には勝てません。1回目の博打に手を出さないことです。

しかし、断酒を継続しているとなぜこんなに経過が良いのか。それは肝臓が再生するからなのです。

肝生検で断酒後に肝臓の組織像の変化をみていくと、数年で肝細胞が増えて肝臓内のコラーゲン分解酵素で硬さのもとの肝線維が消失していきます。10年近く断酒していると、正常組織と見分けがつかなくなります。[42] アルコール性肝硬変だったという人が外来通院していると、何年もお酒をやめている人たちはどこが肝硬変なのかと思ってしまうくらいまで良くなっています。

しかし、肝臓の超音波検査などの画像診断をすると、やはり肝臓の表面がゴツゴツしていたり、形が変形していたりというのが残っています。肝臓の中身は治るのですが、表面のゴツゴツは取り出して磨くわけにはいかないからです。

断酒に成功した人たちは、肝臓がんも出にくくなります。断酒をして、食道静脈瘤がないか治療をしているというだけで、ほとんどの問題は解決します。

急性膵炎から慢性膵炎、糖尿病に

膵炎は、初期は背中が痛くなります。繰り返すと慢性膵炎になり、痛みがなくなって膵石《すいせき》ができて、インスリンが出なくなり、糖尿病になります。

背中を丸めていると、ちょっと楽になるので、痛いときは前かがみの特徴的な姿勢になります。背中の痛みが持続し、油ものなどを食べたときに痛みがひどくなることがあります。

膵臓に石灰化が起こってくるのが慢性石灰化膵炎です。

糖尿病の人たちは、インスリンを打ちながら、お酒を飲んでいます。そうすると、低血糖になっても気がつかず、死亡率が高くなります。それからインスリンをやめてしまって、高血糖で死亡につながる人もいます。**大量飲酒者にとって、糖尿病は肝硬変と同じくらい経過が悪いのです。**

しかし、お酒をやめた人はただの糖尿病ですから、全然違います。死亡率も大きく下がります。お酒を飲んでいるといろいろな合併症が起こりますが、それは飲んでいるから怖いので、やめればどうということはないのです。

アルコール依存症患者さんの味覚・食欲の問題

アルコール依存症の人には、食欲や味覚の問題もあります。

管理栄養士さんが行った研究ですが、**アルコール依存症の人は、甘味、塩味、酸味、苦味、旨味というすべての味について感覚が落ちていました**[39]。アルコール依存症の人はしょうゆをじゃんじゃんかけます。濃い味が好きだといいますが、濃くしないと味がわからないというところが本当かもしれません。

お酒と一緒にタバコもやめることで、味覚は改善していきます。やはり、ごはんがおいしくなるというのはすごく大事なことです。長くやめて味を回復するということは大切です。

入院して1週間経つと、お酒を飲みたい気持ちはどんどん落ちてきます。逆に、飲みたい気持ちが強く落ちた人は、食欲が上がり、甘いものが欲しくなってきます[23]。こういったことがあり、急激に太ってくるという人もいます。糖尿病の人の場合は、このへんはなかなか難しいところです。

アルコールによる循環器系疾患

大量飲酒者では、**高血圧や多発性脳梗塞、脳出血、不整脈のリスクが高くなります**。稀ですが、アルコール性心筋症というものもあります。**中性脂肪も増えます**。

アルコール性心筋症が進行すると、心臓がダラッと拡張してポンプとしての動きが悪くなり、全身がむくんで心不全になります。胸部レントゲン写真でみると、お酒を飲むと心臓が拡大して、禁酒すると普通にもどります。これを繰り返すので、アコーデオン心臓ともよばれています。お酒をやめると改善します。断酒している人と、そうでない人の差は歴然としたものがあります。

心不全から突然死ということもお酒を飲んでいると起こります。

大量飲酒は骨をもろくする

それから、骨密度が低下して、骨折しやすくなります。栄養失調ということも原因にはありますが、**アルコール依存症の大量飲酒は骨をもろくします**。タバコも骨密度を低下させます。酔っぱらって転ぶことがよくあるので、骨折はすごく多いです。

尿酸が上がるので、痛風になります。血清カリウム値が下がると、筋炎を起こして筋肉がやせてきます。

大腿骨頭壊死《だいたいこつとうえし》という病気も、アルコールをたくさん飲む人に多い合併症です。大腿骨頭壊死は、大腿骨の丸い付け根のところが崩れてしまうという病気で、片方がなると反対側もなる危険性が高くなります。

断酒すると脳萎縮が改善する

大量飲酒は、脳の萎縮にもつながります。酔っぱらって頭を打って、硬膜下血腫《こうまくかけっしゅ》という血の固

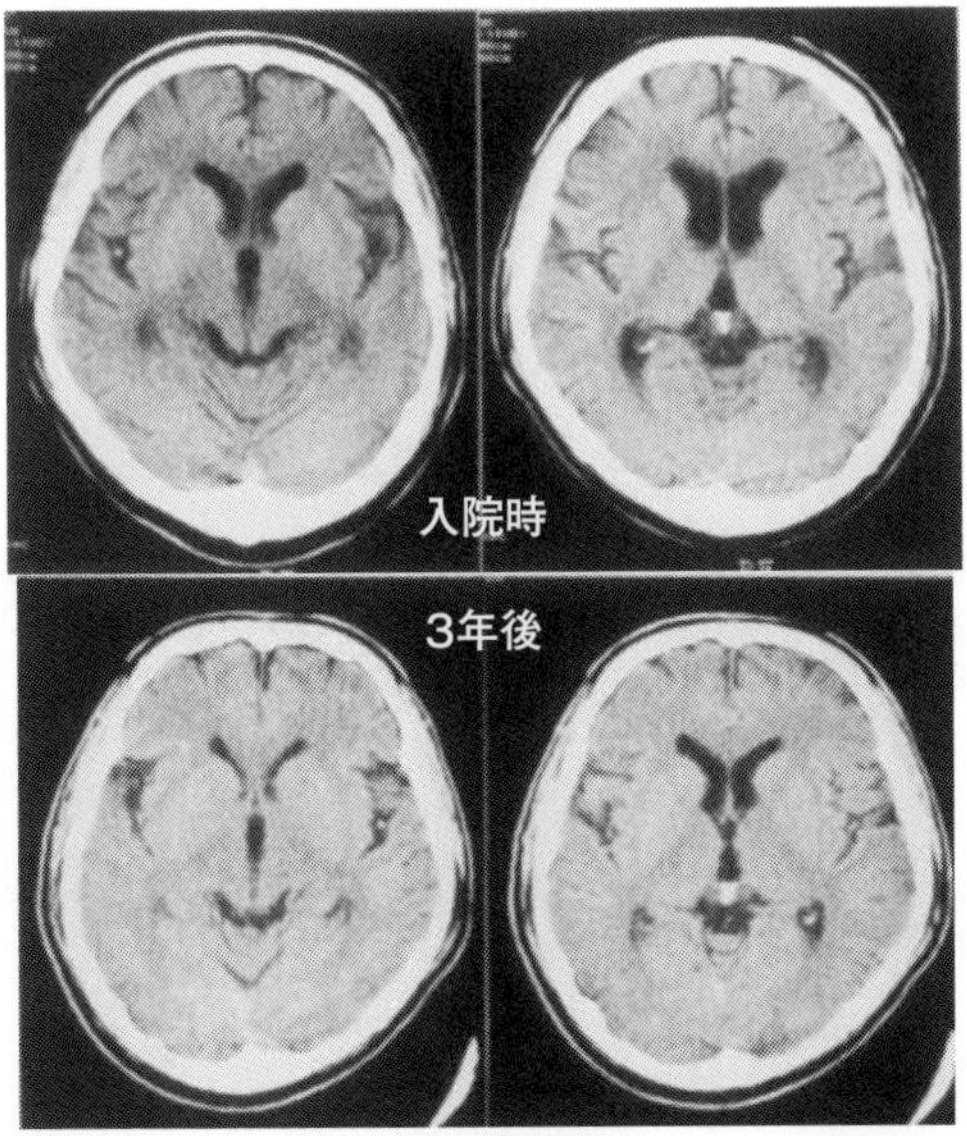

写真10－5　アルコール依存症にみられた脳萎縮の改善

まりが頭蓋骨と脳の間にたまることもよくあります。

両足のしびれや、記憶力の低下、バランス障害、ウェルニッケ・コルサコフ症候群（171ページ参照）などにもなります。

脳の萎縮は、若い人の場合、断酒をすれば、入院後3年で改善し、脳の隙間がなくなってきます。 ただし、70歳を過ぎたような高齢者の場合は、このようにはいかないかもしれません（**写真10－5**）。

MRIで断酒後の脳のボリュームをみた研究では、8カ月の間に、断酒を継続した人では最大で25％増えた人がいました。断酒継続では平均10％くらいボリュームが増えました。[5] 逆に、依存症を再発した人は、10%ボリュームが減っている人がいました。多量飲酒は脳萎縮を進めます。

アルコールの脳萎縮では、前頭葉《ぜんとうよう》を中心に縮んでいきます。お酒を飲みたいと思ったときに、今までの失敗を考えたり、将来のことを考えたり、そういうことをいろいろ考えたうえで、飲むかどうか瞬時に決断をするところが前頭葉です。ですから、前頭葉が回復するということは、それだけ長い断酒につながるということです。

4年断酒した人には、生涯断酒する人が大勢出るというのは、前頭葉がしっかりするからということもあるといわれています。

アルコール依存症の患者さん向けの「アルコール依存症と身体合併症」という勉強会で私が言っていることは、全身の病気なので、飲んでいると大変なことになるということですが、基本的にやめれば良くなるということです。

飲酒量を減らす簡易介入

欧米では減酒支援の簡易介入の有効性はたくさんの研究で実証されています。ブリーフ・インターベンションという言い方をしますが、ブリーフ（簡易）なインターベンション（介入）で、

アルコール依存症でない人を対象として、その人たちを危険な飲酒から脱出させるための介入方法です。

飲酒量を減らしたほうがいい人とは、どんな人でしょうか。

▼1週間の飲酒量が、ビールロング缶14本（男性、純アルコール量280g）、7本（女性、140g）を超えている。

▼お酒で健康に悪影響（肝臓が悪くなる、血圧が高い）が出てきている。

▼AUDIT《オーディット》（アルコール使用障害スクリーニング）（198ページの囲み参照）**で8点以上。**

このような人たちに減酒指導を行います。

ただし、**アルコール依存症が明らかな人は、量を減らすというより、専門治療につなげる**ということになります。

WHOが作成したAUDITは、アルコール依存症も見つけたいのですが、もっと軽いちょっと危ない人たちに自覚をもってもらい、依存症になるのを食い止めましょうということで使われています。

10の質問からなっていて、項目が細かいのですが、「飲酒頻度」「飲酒量」「3合相当以上の飲酒頻度」「飲み過ぎ頻度」「普段の行動ができない」「迎え酒」「飲酒後の自責の念」「ブラックアウト・思い出せない」「けが」「人からの忠告」の項目の点数を加算していきます。

AUDITでは、飲酒の量に重点を置いているので、たくさん飲む人が多い集団では、高得点の人が多くなります。

米国では20点以上をアルコール依存症の疑いとしています。それでも大勢います。スクリーニングテストの場合、あまり大勢の人に危ないと言うと効果がありません。たとえば、100人のスクリーニングをやって、50人危ないですよと警告されても、なんとも思いません。2人のうちの1人だからです。でも、100人のうちの5人だったら、これは問題だなと思うでしょう。

お酒の飲み方は、文化や国によって違うので、その国、その地域で点数を選ぶべきだというかたちで作られたテストです。

日本人の場合の「依存症の疑い」の線引きは、15点です。アルコール依存症の入院患者さんの場合、ほとんどの人が15点以上です。でも、一般男性では15点を超える人は5％の頻度でした。男性の場合15点を超えたら5人に1~2人は依存症かもしれませんので、医師に相談したほうがよいでしょう。

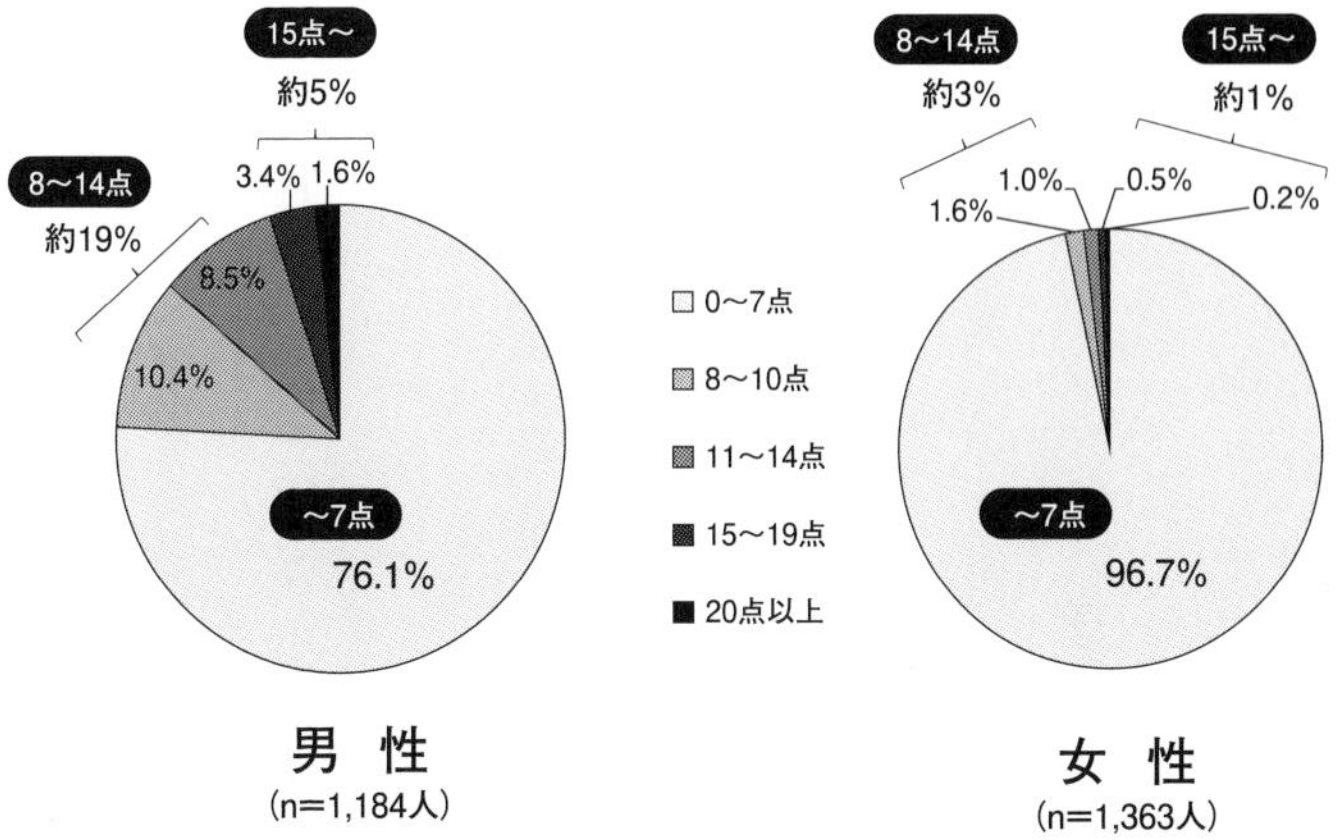

標準的な検診・保健指導プログラム改訂版（平成25年 厚労省健康局）より

図10－3　一般住民におけるAUDITの点数別分布

そして、8〜14点というのはちょっと危ない人たちで、男性の19％でした。このスクリーニングテストでは、8点以上の人たちに、お酒の飲み方を見直しましょうという指導をしようということです（**図10－3**参照）。

ちなみに、女性はそのような人は圧倒的に少なく、15点を超える人は1％、8〜14点が3％です。

AUDIT

ＡＵＤＩＴ《オーディット》（Alcohol Use Disorders Identification Test：アルコール使用障害同定テスト）は、ＷＨＯの調査研究により作成された飲酒の危険レベルを評価するためのスクリーニングテストです。

問題飲酒を早期に発見する目的で作成したもので、世界で最もよく使われているものです。久里浜医療センターのホームページでも見ることができます。

減酒の簡単な方法

ＡＵＤＩＴで15点以上の人は、アルコール依存症の疑いがあるので、専門医に診てもらいたいところです。でも15点以上の人の５人中３～４人はまだ依存症と診断されませんから、８～14点の人と同様に危険な飲酒習慣として、減酒をめざすべきです。

減酒のための非常に簡単な方法があります。

減酒の簡易介入

1．目標設定

無理のない具体的な飲酒量を決める

（例　1日缶ビール2本など）

2．日記をつける

毎日、どのくらい飲んだか記録する

（血圧や血液検査の結果も一緒に記録したほうがベター）

目標は無理のない具体的な飲酒量です。たとえば、**1日缶ビール350ミリリットルを普段は4缶飲んでいるのなら、2缶に減らす**ということです。

飲酒日記では、毎日、どのくらい飲んだかを記録します。

この2つだけです。

飲酒日記は下記のようなもので、手帳に記入してもよいでしょう（**図10－4参照**）。飲んだお酒の種類と量、飲んだ状況、そして、目標の達成度を記入します。飲まなかったら◎、目標達成なら○、いつもと同じなら△、メチャ飲みしたら×です。

これだけですが、実はこれだけですごく良い効果が出るのです。それから、危険な飲酒についてのパンフレットを渡します。この本を読んだ方にはパンフレットは不要でしょう。簡単なパンフレットを渡すだけでも、介入前、3カ月、6カ月、1年と飲酒量は減っていきますが、**飲酒日記をつけた人はさらにしっかりと減っていきます**。

たくさん飲んでしまった日数も、明らかに減っていきます。ただ、これだけのことで、まさにブリーフ・インターベンション（簡易介入）です。

アルコール問題があっても、禁酒をするという話になると、禁酒はちょっと嫌だという人たちのほうが圧倒的に多いわけで、自分の遺伝子型を知って、アルコール依存症になりやすいとわかったとしても、ではお酒を飲むのをやめようと思うかというと、やはり安全に楽しく飲みたいという思いが強いかもしれません。

そういう人は、このような飲酒日記をつけていただければ、それだけでも効果はあるというこ

飲酒日記

- 自分の飲酒習慣を変えたいと思っている方は、毎日の飲酒を正直に記録していくことが手助けになります。
- 自分が立てた目標を記録することで、少しずつ目標に向かっていることが確認でき、励みにもなります。
- ここでまず、あなたが立てた飲酒目標を確認しましょう。

私の飲酒目標は ＿＿＿＿＿＿＿＿ です。

（　）週目	飲んだ種類と量	飲んだ状況	飲酒目標達成
月　日(　)			
月　日(　)			
月　日(　)			
月　日(　)			
月　日(　)			
月　日(　)			
月　日(　)			
月　日(　)			
月　日(　)			
月　日(　)			
月　日(　)			
月　日(　)			
月　日(　)			

久里浜医療センター作成，ホームページよりダウンロード可

図10－4　飲酒日記

とを知っておいてほしいと思います。

減酒支援のポイント

最後に、この本を読んで、夫や妻、息子や娘、会社の同僚・部下、友人などに減酒を勧めたいと思うようになったという方のために、減酒支援のポイントをまとめてみました。

頑張っている点をほめる、自信をもたせるのが成功のコツです。

アルコールに関連したパンフレットを渡してください。久里浜医療センターのホームページには、「ツール・教材・動画」というところがあり、クリックすると、渡すパンフレットが手に入ります。

一定期間の禁酒期間を設けると、耐性が下がるのでより有効です。一定期間お酒をやめると、少し飲むだけでもおいしくなるわけです。

それから、1回の支援の効果は3カ月までなので、複数回行うことで効果が持続します。

減酒支援のポイント

・頑張っている点をほめましょう。
・自信をもたせるのが成功のコツ。
・アルコールに関連したパンフレットを渡す。
——久里浜医療センター　ホームページ（「ツール・教材・動画」ボタンをクリック）
・一定期間の禁酒期間を設け、耐性を下げる。
・1回の指導の効果は3カ月まで。
複数回行えば効果が9カ月から1年持続する。

文　献

［1］Ansary-Moghaddam A, Huxley RR, Lam TH, et al. The risk of upper aero digestive tract cancer associated with smoking, with and without concurrent alcohol consumption. Mt Sinai J Med 76: 392-403, 2009.

［2］Baan R, Straif K, Grosse Y, et al., on behalf of the WHO International Agency for Research on Cancer Monograph Working Group. Carcinogenicity of alcoholic beverages. Lancet Oncol 8: 292-3, 2007.

［3］Brooks PJ, Enoch MA, Doldman D, et al. The alcohol flushing response: an unrecognized risk factor of esophageal cancer from alcohol consumption, PLoS Med 6: e50, 2009.

［4］Caballeria J, Frezza M, Hernández-Muñoz R, et al. Gastric origin of the first-pass metabolism of ethanol in humans: effect of gastrectomy. Gastroenterology 97: 1205-9, 1989.

［5］Cardenas VA, Studholme C, Gazdzinski S, et al. Deformation-based morphometry of brain changes in alcohol dependence and abstinence. Neuroimage 34: 879-87, 2007.

［6］Cui R, Kamatani Y, Takahashi A, et al. Functional variants in ADH1B and ALDH2 coupled with alcohol and smoking synergistically enhance esophageal cancer risk. Gastroenterology 137: 1768-75, 2009.

［7］DiPadova C, Roine R, Frezza M, et al. Effects of ranitidine on blood alcohol levels after ethanol ingestion. Comparison with other H2-receptor antagonists. JAMA 267: 83-6, 1992.

［8］Frezza M, di Padova C, Pozzato G, et al. High blood alcohol levels in women. The role of decreased gastric alcohol dehydrogenase activity and first-pass metabolism. N Engl J Med 322: 95-9, 1990.

［9］Garaycoechea JI, Crossan GP, Langevin F, et al. Genotoxic consequences of endogenous aldehydes on mouse haematopoietic stem cell function. Nature 489: 571-5, 2012.

［10］林田真梨子、鎌田由佳、大田智子ほか．女子大学生におけるエタノールパッチテストの反応性とＡＬＤＨ２およびＡＤＨ１Ｂ遺

伝子多型との関連、日本衛生学雑誌 70：134-8, 2015.

[11] Hidaka A, Sasazuki S, Matsuo K, et al. Genetic polymorphisms of ADH1B, ADH1C and ALDH2, alcohol consumption, and the risk of gastric cancer: the Japan Public Health Center-based prospective study. Carcinogenesis 36: 223-31, 2015.

[12] Higuchi S, Matsushita S, Imazeki H, et al. Aldehyde dehydrogenase genotypes in Japanese alcoholics. Lancet 343: 741-2, 1994.

[13] Higuchi S, Matsushita S, Murayama M, et al. Alcohol and aldehyde dehydrogenase polymorphisms and the risk for alcoholism. Am J Psychiatry 152: 1219-21, 1995.

[14] Higuchi S. Mortality of Japanese female alcoholics: a comparative study with male cases. アルコール研究と薬物依存. 22: 211-23, 1987.

[15] Holmes MV, Dale CE, Zuccolo L, et al. Association between alcohol and cardiovascular disease: Mendelian randomisation analysis based on individual participant data. BMJ 349: g4164, 2014.

[16] 細川裕子、横山顕、横山徹爾ほか．アルコール依存症男性における飲酒・喫煙・食生活とbody mass indexとの関わりについて．日本アルコール薬物医学会雑誌 45：25-37, 2010.

[17] Hurt RD, Offord KP, Croghan IT, et al. Mortality following inpatient addictions treatment. Role of tobacco use in a community-based cohort. JAMA 275: 1097-103, 1996.

[18] IARC: IARC Monographs on the Evaluation of Carcinogenic Risks to Humans. Vol. 96. IARC, Lyon, 2010.

[19] Jarl J, Gerdtham UG. Time pattern of reduction in risk of oesophageal cancer following alcohol cessation--a meta-analysis. Addiction 107: 1234-243, 2012.

[20] Katada C, Yokoyama T, Yano T, et al. Alcohol Consumption and Multiple Dysplastic Lesions Increase Risk of Squamous Cell Carcinoma in the Esophagus, Head, and Neck. Gastroenterology 151: 860-869.e7, 2016.

[21] Kato N, Takeuchi F, Tabara Y, et al. Meta-analysis of genome-wide association studies identifies common variants associated with blood pressure variation in east Asians. Nat Genet 43: 531-8, 2011.

[22] Kim SW, Bae KY, Shin HY, et al. The role of acetaldehyde in human psychomotor function: a double-blind placebo-controlled crossover study. Biol Psychiatry 67: 840-5, 2010.

[23] 越野達也，小林久美恵，金子早苗ほか：断酒後の飲酒欲求に関する調査　食欲と甘い物への欲求及び喫煙との関連について．日本アルコール薬物医学会雑誌 43：648-50, 2008（抄録）
[24] Lachenmeier DW, Sohnius EM. The role of acetaldehyde outside ethanol metabolism in the carcinogenicity of alcoholic beverages: evidence from a large chemical survey. Food Chem Toxicol 46: 2903-11, 2008.
[25] Latino-Martel P, Chan DS, Druesne-Pecollo N, et al. Maternal alcohol consumption during pregnancy and risk of childhood leukemia: systematic review and meta-analysis. Cancer Epidemiol Biomarkers Prev 19: 1238-60, 2010.
[26] Lee CH, Lee JM, Wu DC, et al. Carcinogenetic impact of ADH1B and ALDH2 genes on squamous cell carcinoma risk of the esophagus with regard to the consumption of alcohol, tobacco and betel quid. Int J Cancer 122: 1347-56, 2008.
[27] Li H, Borinskaya S, Yoshimura K, et al. Refined geographic distribution of the Oriental ALDH2*504Lys (nee 487Lys) variant. Ann Hum Genet 73: 335-45, 2009.
[28] Li H, Mukherjee N, Soundararajan U, et al. Geographically separate increases in the frequency of the derived ADH1B*47His allele in eastern and western Asia. Am J Hum Genet 81: 842-6, 2007.
[29] Lieber CS. Microsomal ethanol-oxidizing system (MEOS): the first 30 years (1968-1998) – a review. Alcohol Clin Exp Res 23: 991-1007, 1999.
[30] Liu SY, Han XC, Sun J, et al. Alcohol intake and Helicobacter pylori infection: A dose-response meta-analysis of observational studies. Infect Dis (Lond) 48: 303-9, 2016.
[31] Maejima R, Iijima K, Kaihovaara P, et al. Effects of ALDH2 genotype, PPI treatment and L-cysteine on carcinogenic acetaldehyde in gastric juice and saliva after intragastric alcohol administration. PLoS One 10: e0120397, 2015.
[32] 幕内博康，島田英雄，千野修ほか：食道癌手術症例にみられる他臓器重複癌：ＥＭＲ症例を含めて．胃と腸 38：317-30, 2003.
[33] Marugame T, Yamamoto S, Yoshimi I, et al. Patterns of alcohol drinking and all-cause mortality: results from a large-scale population-based cohort study in Japan. Am J Epidemiol 165: 1039-46, 2007.
[34] 松本博志：アルコールの基礎知識．日本アルコール薬物医学会雑誌 46：146-56, 2011.
[35] Matsuo K, Oze I, Hosono S, et al. The aldehyde dehydrogenase 2 (ALDH2) Glu504Lys polymorphism interacts with alcohol

drinking in the risk of stomach cancer. Carcinogenesis 34: 1510-5, 2013.
[36] Miyake T, Shibamoto T. Quantitative analysis of acetaldehyde in foods and beverages. J Agric Food Chem 41: 1968-70, 1993.
[37] Mizoue T, Tanaka K, Tsuji I, et al. Alcohol drinking and colorectal cancer risk: an evaluation based on a systematic review of epidemiologic evidence among the Japanese population. Jpn J Clin Oncol 36: 582-97, 2006.
[38] Mizukami T, Yokoyama A, Yokoyama T, et al. Screening by total colonoscopy following fecal immunochemical tests and determinants of colorectal neoplasia in Japanese men with alcohol dependence. Alcohol Alcohol 52: 131-37, 2017.
[39] 水上由紀、丸山勝也、中川靖枝ほか：アルコール依存症者における味覚障害の評価．日本アルコール薬物医学会雑誌 36：504-13, 2001.
[40] Muramatsu T, Higuchi S, Shigemori K, et al. Ethanol patch test: a simple and sensitive method for identifying ALDH phenotype. Alcohol Clin Exp Res 13: 229-31, 1989.
[41] Nomura F, Itoga S, Tamura M, et al. Biological markers of alcoholism with respect to genotypes of low-Km aldehyde dehydrogenase (ALDH2) in Japanese subjects. Alcohol Clin Exp Res 24(4 Suppl.): 30S-3S, 2000.
[42] 大竹寛雄：アルコール性肝硬変の病態．消化器科 23：407-17, 1996.
[43] Osaki Y, Kinjo A, Higuchi S, et al. Prevalence and Trends in Alcohol Dependence and Alcohol Use Disorders in Japanese Adults; Results from Periodical Nationwide Surveys. Alcohol Alcohol 51: 465-73, 2016.
[44] Rehm J, Patra J, Popova S. Alcohol drinking cessation and its effect on esophageal and head and neck cancers: A pooled analysis. Int J Cancer 121: 1132-113, 2007.
[45] Sakiyama M, Matsuo H, Nakaoka H, et al. Identification of rs671, a common variant of ALDH2, as a gout susceptibility locus. Sci Rep 6: 25360, 2016.
[46] Salaspuro V, Salaspuro M. Synergistic effect of alcohol drinking and smoking on in vivo acetaldehyde concentration in saliva. Int J Cancer 111: 480-3, 2004.
[47] Suzuki R, Iwasaki M, Inoue M, et al. Alcohol consumption-associated breast cancer incidence and potential effect modifiers: the Japan Public Health Center-based Prospective Study. Int J Cancer 127: 685-95, 2010.

[48] Takeuchi F, Yokota M, Yamamoto K, et al. Genome-wide association study of coronary artery disease in the Japanese. Eur J Hum Genet 20: 333-40, 2012.

[49] Takezaki T, Shinoda M, Hatooka S, et al. Subsite-specific risk factors for hypopharyngeal and esophageal cancer (Japan). Cancer Causes Control 11: 597-608, 2000.

[50] Tanaka F, Yamamoto K, Suzuki S, et al. Strong interaction between the effects of alcohol consumption and smoking on oesophageal squamous cell carcinoma among individuals with ADH1B and/or ALDH2 risk alleles. Gut 59: 1457-64, 2010.

[51] Taylor G, McNeill A, Girling A, et al. Change in mental health after smoking cessation: systemic review and meta-analysis. BMJ 348: g1151, 2014.

[52] Toshikuni N, Izumi A, Nishino K, et al. Comparison of outcomes between patients with alcoholic cirrhosis and those with hepatitis C virus-related cirrhosis. J Gastroenterol Hepatol 24: 1276-83, 2009.

[53] Tsoh JY, Chi FW, Mertens JR et al. Stopping smoking during first year of substance use treatment predicted 9-year alcohol and drug treatment outcomes. Drug Alcohol Depend. 114: 110-118, 2011.

[54] Watanabe A, Taniguchi M, Tsujie H, et al. The value of narrow band imaging endoscope for early head and neck cancers. Otolaryngol Head Neck Surg 138: 446-51, 2008.

[55] 渡辺寛．食道・頭頸部重複癌の現状と対策．日本気管食道科学会会報 49：151-5, 1998.

[56] Wen W, Zheng W, Okada Y, et al. Meta-analysis of genome-wide association studies in East Asian-ancestry populations identifies four new loci for body mass index. Hum Mol Genet. 23: 5492-504, 2014.

[57] Yamaji T, Inoue M, Sasazuki S, et al. Fruit and vegetable consumption and squamous cell carcinoma of the esophagus in Japan: the JPHC study. Int J Cancer 123: 1935-40, 2008.

[58] Yang SJ, Yokoyama A, Yokoyama T, et al: Relationship between genetic polymorphisms of ALDH2 and ADH1B and esophageal cancer risk: a meta-analysis. World J Gastroenterol 16: 4210-420, 2010.

[59] Yin SJ, Chou FJ, Chao SF, et al. Alcohol and aldehyde dehydrogenases in human esophagus: comparison with the stomach enzyme activities. Alcohol Clin Exp Res 17: 376-81, 1993.

［60］Yokoyama A. Prognostic significance of QT prolongation and autonomic nervous dysfunction in alcoholics with diabetes mellitus. Keio J Med 42: 141-8, 1993.
［61］横山顕．食道扁平上皮癌のハイリスク群の設定．食道癌—基礎・臨床研究の進歩—　日本臨床 69（増刊号6）：42-7, 2011.
［62］Yokoyama A, Brooks PJ, Yokoyama T, et al. Blood Leukocyte Counts and Genetic Polymorphisms of Alcohol Dehydrogenase-1B and Aldehyde Dehydrogenase-2 in Japanese Alcoholic Men. Alcohol Clin Exp Res 40: 507-17, 2016.
［63］Yokoyama A, Brooks PJ, Yokoyama A, et al. Recovery from anemia and leukocytopenia after abstinence in Japanese alcoholic men and their genetic polymorphisms of alcohol dehydrogenase-1B and aldehyde dehydrogenase-2. Jpn J Clin Oncol (in press).
［64］Yokoyama A, Kamada Y, Imazeki H, et al. Effects of ADH1B and ALDH2 Genetic Polymorphisms on Alcohol Elimination Rates and Salivary Acetaldehyde Levels in Intoxicated Japanese Alcoholic Men. Alcohol Clin Exp Res 40: 1241-50, 2016.
［65］Yokoyama A, Kato H, Yokoyama T, et al. Genetic polymorphisms of alcohol and aldehyde dehydrogenases and glutathione S-transferees M1 and drinking, smoking, and diet in Japanese men with esophageal squamous cell carcinoma. Carcinogenesis 23: 1851-9, 2002.
［66］Yokoyama A, Kato H, Yokoyama T, et al. Esophageal squamous cell carcinoma and aldehyde dehydrogenase-2 genotypes in Japanese females. Alcohol Clin Exp Res 30: 491-500, 2006.
［67］Yokoyama A, Kumagai Y, Yokoyama T, et al. Health risk appraisal models for mass screening for esophageal and pharyngeal cancer: an endoscopic follow-up study of cancer-free Japanese men. Cancer Epidemiol Biomarkers Prev 18: 651-5, 2009.
［68］Yokoyama A, Matsushita S, Ishii H, et al. The impact of diabetes mellitus on the prognosis of alcoholics. Alcohol Alcohol 29: 181-6, 1994.
［69］Yokoyama A, Mizukami T, Matsui T, et al. Genetic polymorphisms of alcohol dehydrogenase-1B and aldehyde dehydrogenase-2 and liver cirrhosis, chronic calcific pancreatitis, diabetes mellitus, and hypertension among Japanese alcoholic men. Alcohol Clin Exp Res 37: 1391-401, 2013.
［70］横山顕、水上健、中山秀紀ほか．禁煙治療プログラムを導入したアルコール依存症の入院治療とその治療成績．日本アルコール薬物医学会雑誌 49：381-90, 2014.

[71] Yokoyama A, Mizukami T, Omori T, et al. Melanosis and squamous cell neoplasms of the upper aerodigestive tract in Japanese alcoholic men. Cancer Sci 97: 905-11, 2006.
[72] Yokoyama A, Mizukami T, Yokoyama T. Genetic polymorphisms of alcohol dehydrogense-1B and aldehyde dehydrogenase-2, alcohol flushing, mean corpuscular volume, and aerodigestive tract neoplasia in Japanese drinkers. Adv Exp Med Biol 815: 265-79, 2015.
[73] Yokoyama A, Muramatsu T, Ohmori T, et al. Esophageal cancer and aldehyde dehydrogenase-2 genotypes in Japanese males. Cancer Epidemiol Biomarkers Prev 5: 99-102, 1996.
[74] Yokoyama A, Muramatsu T, Ohmori T, et al. Reliability of a flushing questionnaire and the ethanol patch test in screening for inactive aldehyde dehydrogenase-2 and alcohol-related cancer risk. Cancer Epidemiol Biomarkers Prev 6: 1105-7, 1997.
[75] Yokoyama A, Muramatsu T, Omori T, et al. Alcohol and aldehyde dehydrogenase gene polymorphisms and oropharyngolaryngeal, esophageal and stomach cancers in Japanese alcoholics. Carcinogenesis 22: 433-9, 2001.
[76] Yokoyama A, Oda J, Iriguchi Y, et al. A health-risk appraisal model and endoscopic mass screening for esophageal cancer in Japanese men. Dis Esophagus 26: 148-53, 2013.
[77] Yokoyama A, Ohmori T, Makuuchi H, et al. Successful screening for early esophageal cancer in alcoholics using endoscopy and mucosa iodine staining. Cancer 76: 928-34, 1995.
[78] Yokoyama A, Omori T, Yokoyama T, et al. Risk of squamous cell carcinoma of the upper aerodigestive tract in cancer-free alcoholic Japanese men: an endoscopic follow-up study. Cancer Epidemiol Biomarkers Prev 15: 2209-15, 2006.
[79] Yokoyama A, Omori T, Yokoyama T, et al. Risk of metachronous squamous cell carcinoma in the upper aerodigestive tract of Japanese alcoholic men with esophageal squamous cell carcinoma: A long-term endoscopic follow-up study. Cancer Sci 99: 1164-71, 2008.
[80] Yokoyama A, Takagi T, Ishii H, et al. Gastrectomy enhances vulnerability to the development of alcoholism. Alcohol 12: 213-6, 1995.
[81] Yokoyama A, Tsutsumi E, Imazeki H, et al. Salivary acetaldehyde concentration according to alcoholic beverage consumed

and aldehyde dehydrogenase-2 genotype. Alcohol Clin Exp Res 32: 1607-14, 2008.

[82] Yokoyama A, Tsutsumi E, Imazeki H, et al. Polymorphisms of alcohol dehydrogenase-1B and aldehyde dehydrogenase-2 and the blood and salivary ethanol and acetaldehyde concentrations of Japanese alcoholic men. Alcohol Clin Exp Res 34: 1246-56, 2010.

[83] Yokoyama A, Watanabe H, Fukuda H, et al. Multiple cancers associated with esophageal and oropharyngolaryngeal squamous cell carcinoma and the aldehyde dehydrogenase-2 genotype in male Japanese drinkers. Cancer Epidemiol Biomarkers Prev 11: 895-900, 2002.

[84] Yokoyama A, Yokoyama T, Brooks PJ, et al. Macrocytosis, macrocytic anemia, and genetic polymorphisms of alcohol dehydrogenase-1B and aldehyde dehydrogenase-2 in Japanese alcoholic men. Alcohol Clin Exp Res 38: 1237-46, 2014.

[85] Yokoyama A, Yokoyama T, Matsui T, et al. Alcohol dehydrogenase-1B genotype (rs1229984) is a strong determinant of the relationship between body weight and alcohol intake in Japanese alcoholic men. Alcohol Clin Exp Res 37: 1123-32, 2013.

[86] Yokoyama A, Yokoyama T, Matsui T, et al. Trends in gastrectomy and ADH1B and ALDH2 genotypes in Japanese alcoholic men and their gene-gastrectomy, gene-gene and gene-age interactions for risk of alcoholism. Alcohol Alcohol 48: 146-52, 2013.

[87] Yokoyama A, Yokoyama T, Mizukami T, et al. Blood ethanol levels of nonabstinent Japanese alcoholic men in the morning after drinking and their ADH1B and ALDH2 genotypes. Alcohol Alcohol 49: 31-7, 2014.

[88] Yokoyama A, Yokoyama T, Muramatsu T, et al. Macrocytosis, a new predictor for esophageal squamous cell carcinoma in Japanese men. Carcinogenesis 24: 1773-8, 2003.

[89] Yokoyama A, Yokoyama T, Omori T, et al. Helicobacter pylori, chronic atrophic gastritis, inactive aldehyde dehydrogenase-2, macrocytosis, and multiple upper aerodigestive tract cancers and the risk for gastric cancer in alcoholic Japanese men. J Gastroenterol Hepatol 22: 210-7, 2007.

[90] Yokoyama A, Yokoyama T, Omori T. Past and current tendency for facial flushing after a small dose of alcohol is a marker for increased risk of upper aerodigestive tract cancer. Cancer Sci 101: 2497-8, 2010.

[91] Yokoyama M, Yokoyama A, Yokoyama T, et al. Hangover susceptibility in relation to aldehyde dehydrogenase-2 genotype, al-

cohol flushing, and mean corpuscular volume in Japanese workers. Alcohol Clin Exp Res 29: 1165-71, 2005.

[92] Yokoyama T, Yokoyama A, Kato H, et al. Alcohol flushing, alcohol and aldehyde dehydrogenase genotypes, and risk for esophageal squamous cell carcinoma in Japanese men. Cancer Epidemiol Biomarkers Prev 12: 1227-33, 2003.

[93] Yokoyama T, Yokoyama A, Kumagai Y, et al: Health Risk Appraisal Models for Mass Screening of Esophageal Cancer in Japanese Men. Cancer Epidemiol Biomarkers Prev 17: 2846-54, 2008.

[94] 杠岳文、中村俊彦、庄司宗介．飲酒と急死　東京都監察医務院における飲酒関連急死者の調査より．アルコール研究と薬物依存 28：95-119, 1993.

[95] Yuzuriha T, Okudaira M, Tominaga I, et al. Alcohol-related sudden death with hepatic fatty metamorphosis: a comprehensive clinicopathological inquiry into its pathogenesis. Alcohol Alcohol 32: 745-52, 1997.

あとがき

読み終わっていかがでしょうか。「ほんとかよ」という初めて知った話がたくさんあったと思います。私自身もアルコール依存症の臨床と研究を30年続けてきて、新たなことがわかるたびに「ほんとかよ」としょっちゅう感じてきました。

2つのアルコール分解酵素の遺伝子型は、アルコール依存症になりやすい人、がんになりやすい人、ビール腹になりやすい人、赤くなる人、翌日も酒臭い人、肝臓を壊しやすい人など、多くの酒飲みの運命に深く関与しています。できるものなら、自分の2つの遺伝子型の組み合わせとその意味を、飲酒を始める前に知ってもらいたいものです。

この2つの酵素を組み合わせた遺伝子解析は、いくつかの企業や大学の事業として、頬粘膜を綿棒でこするなどの簡単な方法で安く提供されています。巻末にこの酵素の遺伝子解析ができる業者の連絡先をいくつか掲載しました。

先日、星和書店主催の医学誌の巻頭座談会にお招きいただき、アルコール依存症の最近の治療の話をさせていただきました。その場で社長の石澤雄司さんから、一般のひと向けに本を書きませんかと勧められたのがこの本の始まりでした。本の完成に向けて、星和書店の桜岡さおりさん、近藤達哉さんに大変お世話になり、ありがとうございました。

【連絡先】

ＡＤＨ１ＢとＡＬＤＨ２の組み合わせの遺伝子検査を行っている企業の連絡先＊（例）

・株式会社ＮＳＤ
https://www.nsd.co.jp/package/checktype.html

・武庫川女子大学、合同会社武庫川ライフサイエンス研究所
http://www.mukogawa-u.ac.jp/~alcohol/

・北海道システムサイエンス株式会社
http://www.hssnet.co.jp/2/2_5_a_11.html

・イービーエス株式会社
http://www.e-b-s.co.jp/

＊注：各機関にお問い合わせください。

アディクション・ケースブック

―「物質関連障害および嗜癖性障害群」症例集―

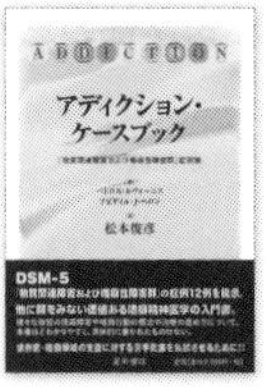

［編］ペトロス・ルヴォーニス、アビゲイル・J・ヘロン
［訳］松本俊彦
A5判　304頁　本体価格 2,700円

DSM-5の依存症・嗜癖関連障害の症例12例が提示され、診断と評価、治療の状況が描かれている。様々な物質の使用障害や嗜癖行動の概念や治療について具体的に書かれた嗜癖精神医学の入門書。

依存性薬物と乱用・依存・中毒

時代の狭間を見つめて

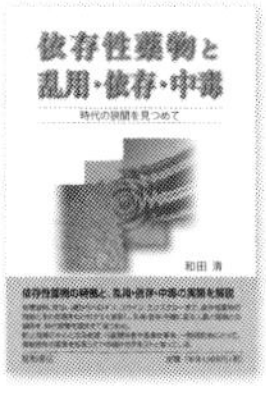

［著］和田清
A5判　184頁　本体価格 1,900円

有機溶剤、覚せい剤からヘロイン、コカイン、エクスタシーまで、依存性薬物の特徴とその作用をわかりやすく解説し、乱用・依存・中毒に陥る人間と薬物との関係を、時代背景を踏まえて見つめた好著である。

発行：星和書店　http://www.seiwa-pb.co.jp　価格は本体(税別)です